临床护理管理与常见病护理

徐娟 等 主编

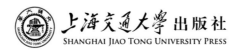
上海交通大学出版社
SHANGHAI JIAO TONG UNIVERSITY PRESS

内容提要

本书在引用临床各种常见疾病诊断与治疗等现代治疗理论的基础上，着重介绍了疾病的护理问题，并针对性地提出了护患沟通、病情观察、生命体征的护理、生活护理、标本采集、用药监护、并发症的护理、护理记录、健康教育等护理措施。全书集多位护理人员多年工作经验于一体，又紧密结合国家医疗卫生事业的最新进展，体现了当代护理学的水平，不仅可作为临床护理人员必不可少的工作指南，而且可作为各级医院护理管理部门评价护理质量的重要参考。

图书在版编目（CIP）数据

临床护理管理与常见病护理 / 徐娟等主编. --上海 ：
上海交通大学出版社，2021.11
 ISBN 978-7-313-25969-1

Ⅰ. ①临… Ⅱ. ①徐… Ⅲ. ①护理学－管理学②常见
病－护理 Ⅳ. ①R47

中国版本图书馆CIP数据核字（2021）第251372号

临床护理管理与常见病护理
LINCHUANG HULI GUANLI YU CHANGJIANBING HULI

主 编：徐 娟 等
出版发行：上海交通大学出版社　　　　　地 址：上海市番禺路951号
邮政编码：200030　　　　　　　　　　　电 话：021-64071208
印 制：广东虎彩云印刷有限公司
开 本：710mm×1000mm 1/16　　　　　经 销：全国新华书店
字 数：253千字　　　　　　　　　　　印 张：14.5
版 次：2023年1月第1版　　　　　　　插 页：2
书 号：ISBN 978-7-313-25969-1　　　印 次：2023年1月第1次印刷
定 价：198.00元

编委会

主　编

徐　娟　张　青　韩　静　周俊美

李　婵　杨　静

副主编

郑荣健　杨　茵　于莉莉　刘海英

周世霞　李　丽　王　静

编　委（按姓氏笔画排序）

于　梅　于莉莉　王　静　刘海英

孙晓丽　李　丽　李　婵　李秋建

杨　茵　杨　静　吴锦颖　张　青

张爱芝　易　萍　周世霞　周俊美

郑荣健　孟　颖　徐　娟　韩　静

前言 FOREWORD

　　随着医疗技术水平的迅速发展、医药卫生体制改革的深入推进、现代化信息技术的不断更新,未来的护理工作在面临更多挑战的同时,其护理理念、护理方法、护理思路也将在临床实践中不断完善。这就要求护理人员无论是在知识上、技术上还是个人修养上都应具有更高的素质,而高素质的护理人员应具备处理复杂临床问题的能力、健康指导的能力、与人有效合作的能力、与人沟通的能力、独立分析和解决问题的能力、评判性思维的能力、获得信息和自学的能力和一定的科研能力。由此可见,护理人员要想成为一名高素质的护理人才,必须从多渠道获取专业知识和技能,不断更新观念,不断完善自己,才能更好地为患者服务。

　　为了适应社会对高级护理人才素质的要求,我们编写了《临床护理管理与常见病护理》一书。本书由多位具有丰富临床经验与教学经验的护理专家倾力编写而成,试图突破以往护理类书籍的编写模式,引入国内外护理学领域新近发展的理论和热点问题,紧密结合管理学内容。

　　本书先是系统地介绍了护理管理,接着对神经内科、消化内科等各科室常见病的病因、临床表现、诊断治疗、护理措施及健康指导进行归纳总结。全文渗透着编者们对护理实践与管理工作的思考,力求既注意突出每个病种的相关知识要点,又反映该病种在护理理念上的创新性和规范性,以及实际操作上的实用性和可行性。广大的护理人员、护理教育工作者、护理科研人员、护生及其他医药卫生人员可从中学到大量新理论、新知识、新技术和新进展,并以全面、系统的观点从中认识护理学的含义,从而承担现代护士的神圣职责。鉴于此,本书不仅适合新入职护士、院校护生等成长期护士,而且适合不同职业生涯发展阶段的资深护士、教学老师以及护理管理人员阅读。

在本书的编写过程中,编者们本着"高标准、严要求"的原则,以临床质量、安全和服务为落脚点,广泛查阅国内外循证依据以及专家共识,对内容进行了反复查证、修改和编辑。限于编者的能力和水平有限,本书内容可能存在疏漏和不足之处,恳请广大读者批评指正。

《临床护理管理与常见病护理》编委会

2021 年 10 月

目录
CONTENTS

第一章　护理管理

第一节　护理管理的概念与发展

一、护理管理的概念

世界卫生组织对护理管理的定义:护理管理是为了提高人们的健康水平,系统地利用护士的潜在能力和其他有关人员或设备、环境及社会活动的过程。其任务是研究护理工作的特点,找出其规律性,对护理工作的诸要素进行科学的管理,使护理系统得到最有效的运转,以提高护理质量。护理管理总体上可分为行政管理、业务管理和教育管理三部分。

(一)护理行政管理

护理行政管理主要是依据国家有关法律法规及医院管理的规章制度,对护理工作进行组织管理、物资管理、经济管理。

(二)护理业务管理

护理业务管理是指为保持和提高护理工作效率和质量而进行的业务技术管理活动,包括护理规章制度、技术规范、质量标准的制定、执行和控制,新业务、新技术的开展和推行,护理科研的组织领导等。

(三)护理教育管理

护理教育管理是指为提高各级护理人员的综合素质和业务水平而采取的招聘、培训、任用活动的管理过程,包括护士的教学安排、新护士的岗前培训、在职护士的培训提高等。

二、护理管理的特点

由于护理是"诊断和处理人类对现在的或潜在的健康问题的反应"的一门独立学科,因此,护理管理除了具有管理的基本特性外,还具有自身的特点。

(1)护理管理具有独立性。护理人员在工作中要综合应用自然科学和社会科学方面的知识,帮助、指导人们保持或重新获得身心健康。因此,护理管理不仅涉及护理部主任、护士长的工作和责任,更包括护理人员在为患者提供护理过程中进行计划、组织、指导、实施、评价等内容。

(2)护理管理要适应专业对护士素质修养的特殊要求。

(3)护理管理工作要适应护理工作的科学性和服务性的要求:护理与相关部门的联系应该是广泛而有效的,搞好与相关部门的协调工作也是护理管理的特点。

(4)由于护理工作连续性强,夜班多,护理人员中女性占绝大多数,技术操作多,接触患者密切,责任重大等特点,决定了护理管理工作还应着眼于处理这些由于工作特性带给护理人员的问题。

三、护理管理的发展趋势

(一)管理人性化

积极培养、合理使用、充分挖掘并发挥护理人员的积极性和创造性,把以人为本的管理理念贯穿于整个管理过程。

(二)打造护理品牌化

了解患者的需求、医院的目标及国家的有关医疗卫生的法律法规,培养各学科护理专业人才,塑造良好的护理专业形象。持续提高护理质量,创建医院护理品牌,是现代护理管理的目标。

(三)信息管理自动化

随着计算机技术的广泛应用和信息管理技术的发展,在护理管理过程中实现办公自动化,建立广泛的信息网络,从而提高护理管理工作效率。

(四)管理科学化

从发展的趋势看,将来的医院护理管理者应既是临床护理专家,又是管理专家。护理部主任或护理副院长应有护理专业和管理专业的本科以上的双学历;护士长应具有护理专业大专以上学历,并且上岗前要经过严格的管理知识的培训。

（五）护理人才专业化

护理的基本职能是防病治病，促进健康，减少死亡，有计划地培养临床专业化的护理骨干，建立和发展临床专业护士。目前我国护理人员在普遍缺编的情况下，除履行基本职能外，还要承担大量的非护理性工作。建立临床护理支持系统，包括医院环境清洁与物品供应系统、患者运送系统等。把时间还给护士，把护士还给患者，是医院及护理工作发展的需要。

（六）护理服务社会化

在当前卫生资源有限的情况下，要想满足人们日益增长的医疗保健需求，卫生服务的重点必须由临床治疗转向社区防治。护理服务社会化将成为今后护理管理的重要内容。

四、我国护理组织的管理体制

（一）各级卫生行政组织中的护理管理机构

卫生健康委员会下设的医政司护理处是卫生健康委员会主管护理工作的职能部门。他们负责为全国城乡医疗机构制定和组织实施有关护理工作的政策、法规、人员编制、规划、管理条例、工作制度、职责和技术质量标准等，配合教育、人事等部门对护理教育、人事等工作进行管理，并通过"卫生健康委员会护理中心"进行护理质量控制和技术的指导、专业骨干培训和国际合作交流。

各省（市）、自治区卫生厅（局）均有一名厅（局）长分管护理工作。除个别省市外，地（市）以上卫生厅（局）普遍在医政处（科）配备一名护理专干全面负责本地区的护理管理。部分县卫生局也配备了专职护理管理干部。

各级卫生行政部门的护理管理职责和任务：组织贯彻护理工作的方针、政策、法规和护理技术标准；提出并实施发展规划和工作计划，检查执行情况；组织经验交流；听取护理工作汇报，研究解决存在的问题；并与中华护理学会各分会互相配合。

（二）医院内的护理组织系统

根据卫生健康委员会规定，县和县以上医院设护理部，实行院长领导下的护理部主任负责制。科护士长在护理部主任的领导下，全面负责本科的护理管理工作。

护士长是医院病房和其他基层单位（如门诊、急诊、手术室、供应室、产房、重症加强护理病房等）护理工作的管理者。病房护理管理实行护士长负责制。护士长在护理部主任（或总护士长）、科护士长领导下，负责病房的护理管理工作。

第二节 护理质量与护理安全管理

一、护理质量管理

(一)护理质量管理的基本概念

1.护理质量的概念

护理质量指护理人员为患者提供护理技术和生活服务的过程和效果以及满足服务对象需要的程度。随着医学模式的转变和现代护理观的形成,护理学学术体系不断完善,护理的内涵与职能范围不断拓展,从广义上讲,护理质量包含以下 4 个方面:①护理是否使患者达到了接受检查、治疗、手术和康复的最佳状态。这一质量概念的实质是主动性服务质量。②护理诊断是否确切、全面,并动态监护病情变化和心理状态的改变。③能否及时、正确、全面地完成护理程序,并形成完整的护理文件。针对不同患者的需要,实现护理服务程序化、规范化、个体化,使护理工作的各个环节符合质量标准。④护理工作能否在诊断、治疗、手术、生活服务、健康教育、环境管理及卫生管理方面完成协同作业,并发挥协调作用。这一质量概念,突出反映了护理质量的全面性、广泛性。

护理质量的评价可用下面的公式来表达:

$$护理质量＝实际服务质量－服务对象的期望值$$

由公式可以看出,虽然临床实际护理服务质量一样,却因服务对象的期望值不同出现不同的结果。有效沟通,了解服务对象的期望值,对护理质量的评价具有现实意义。

2.护理质量管理的概念

护理质量管理是指按照护理质量形成的过程和规律,对构成护理质量的各要素进行计划、组织、协调和控制,以保证护理服务达到规定的标准、满足和超越服务对象需要的活动过程。

3.护理质量管理的作用

有利于更好地满足患者的需求,提高组织的市场竞争力,促进护理学科的发展,规范护理队伍建设。

(二)护理质量管理的原则

1.以患者为中心的原则

护理过程的每个环节都关系到患者的安危,因此,必须坚持患者第一,满足患者的需要。

2.预防为主的原则

对护理质量全程各个环节都应充分重视,经常分析各种影响因素,加以控制,把质量问题消灭在形成的过程之中。一是"防止再发生",其基本程式:问题-分析-导因-对策-规范;二是"从开始就不允许失败",基本程式:实控-预测-对策-规范,这是根本意义上的预防。

3.标准化的原则

质量标准化是质量管理的基础工作,包括订立护理工作质量标准、规章制度、岗位责任制度、操作规程以及质量检查标准等。

4.事实和数据化的原则

要正确反映护理质量状况,必须以客观事实和数据为依据。不能用数据表达的现象,用事实做定性描述,并尽可能把它数据化,才能准确反映护理质量水平。

5.以人为本,全员参与的原则

重视人的作用,调动人的主观能动性和创造性,发动全员参与是实施护理质量管理的根本。

6.持续改进的原则

质量改进是质量管理的灵魂。要满足服务对象不断变化的需求,护理质量管理必须坚持持续改进的原则。护理人员应对影响质量的因素具有敏锐的洞察力、分析力和反省力,不断地发现问题、提出问题、解决问题。

(三)护理质量管理的基本方法

质量管理需要有一套科学合理的工作方法,即按照科学的程序或步骤进行质量管理活动。此外,还需要有行之有效的管理方法和技术作为支持,才能取得不断提高质量的良好效果。

1.质量管理的基本工作制度

护理制度是临床护理工作客观规律的反映,是护理质量管理的基础。护理制度分为岗位责任制、一般护理管理制度以及有关护理业务部门的工作制度。

(1)岗位责任制:岗位责任制对各级护理人员的岗位职责和工作任务进行了

明确的规定,把职务责任落实到每个岗位和每个人。其目的是人人有专责,事事有人管,既有分工又有合作,从而有利于提高工作效率和质量,也有利于各项护理工作的顺利开展。护理岗位责任制是按护理人员行政职务或业务技术职称制定的不同职责范围和行为规范。岗位职责不是一成不变的,它是随着护理工作内涵的延伸和医院管理的不断发展而进行调整、补充和发展的。

(2)一般护理管理制度:这指护理行政管理部门与各科室护理人员需共同贯彻执行的制度。主要包括:患者出、入院制度;值班、交接班制度;查对制度;分级护理制度;抢救工作制度;消毒隔离制度;护理质量缺陷管理制度;特殊药品、器材管理制度;饮食管理制度;护士长夜班总值班制度;会议制度;护理查房制度等。

(3)各护理业务部门的工作制度:这指具体部门的护理人员需共同遵守和执行的有关工作制度。主要包括病房、门诊、急诊室、手术室、分娩室、供应室、重症监护室等工作制度。

2.护理质量的标准化管理

(1)护理标准体系:随着护理学科的发展和医院分级管理评审的要求,护理质量标准体系在不断探索和研究的基础上逐渐形成。护理标准体系是指为实现护理标准化目的,将有关的标准按其内在联系形成的有机整体。护理标准体系包括以下四个层次:国际标准体系、国家标准体系、地方标准体系、医院标准体系等。

(2)常用护理质量标准:①护理技术操作质量标准中护理技术操作包括基础护理技术操作和专科护理技术操作;②护理管理质量标准,护理部、科护士长、护士长工作质量标准;病室管理质量标准;各部门管理质量标准;各级护理人员岗位责任标准;③护理文件书写质量标准;④临床护理质量标准。整体护理质量标准;特护、一级护理质量标准;基础护理质量标准;急救物品管理质量标准等。

3.质量管理的工作程序——帕金森病 PDCA 循环管理法

帕金森病 PDCA 循环管理法就是按照计划(plan)、实施(do)、检查(check)、处理(action)4 个阶段来进行质量管理。

帕金森病 PDCA 循环的步骤分四个阶段 8 个步骤:①分析现状,找出存在的质量问题,为 P 阶段;②分析产生问题的各种影响因素,为 P 阶段;③找出主要因素,为 P 阶段;④针对影响质量的主要因素,制订工作计划和活动措施,为 P 阶段;⑤按照制订的计划措施认真执行,为 D 阶段;⑥根据计划的要求,检查评价实际执行的结果,看是否达到预期的结果,这属于 C 阶段;⑦根据检查的结果进行总结,把成功的经验和失败的教训形成一定的标准、制度或规定,指导今后的工作,为 A 阶段;⑧提出这一循环中存在的问题,让其转入下一循环去解决;此步骤介于两循环之间。

4.护理质量管理的常用统计方法

利用计算机信息处理功能,对于护理质量评价的结果,根据使用目的和具体条件采用不同的方式进行分析。常用的方法有统计表和统计图。

5.护理质量评价的方法

护理质量评价是一项系统工程。评价主体由患者、工作人员、科室、护理部、医院及院外评审机构构成系统;评价客体由护理项目、护理病历、护士、科室和医院构成系统;评价过程按收集资料-资料与标准比较-作出判断的系统过程实施。

(1)护理质量的评价对象:常用的有护理项目、病例、病种、患者满意度等内容为评价对象。

(2)护理质量的评价形式:常用的评价形式有医院外部评价、上下级评价、同级间评价、自我评价和患者评价。国外采用的同行评议,能依据护理服务标准提供客观的评价。目前多采用定期评价和不定期评价相结合的评价方式。

(3)护理质量的评价结果分析:护理质量评价结果分析的方法有很多,根据收集数据的特性可采用不同的方法进行分析,每一种方法都有其适用性和局限性。常用的方法有评分法、等级法、因素比较法等。

6.护理质量评价中的误差分析

评价误差是指评价结果与实际工作质量之间存在的差距。误差的形成会不同程度地影响评价结果的客观、公平、公正和工作人员的积极性。为了防止或尽可能减少评价中的误差,提高评价信度与效度,护理管理者应重视评价人员的挑选与培训,本着科学、严谨、实事求是的态度实施评价工作。

(四)护理质量控制

1.护理质量控制的概念

为确保组织目标及为此而拟定的计划能得以实现,各级管理人员根据预定标准或发展的需要而重新拟定标准,对下级的工作进行衡量和评价,在出现偏差时进行纠正,以防偏差继续发展或再度发生。

护理质量控制是一种有目的的管理行为,其实质是保持或改变管理对象的某种状态,使其达到管理者预期的目的。护理质量控制工作贯穿在护理质量管理活动的全过程。前馈控制、同期控制和反馈控制称为控制的三级结构理论,也是护理质量控制的基本方法。

2.护理质量控制的原则

护理质量控制必须针对具体目标,由控制者与控制对象共同参与,按实际情况设计质量控制系统。建立控制系统时应遵循以下原则。

(1)组织机构健全的原则:在质量控制工作中,被控制的组织要机构健全、责任明确,所设计的控制系统能反映机构中岗位的职责,使控制工作有利于纠正偏差。

(2)与计划相一致的原则:质量控制系统的建立要反映质量计划所提出的要求。确立质量控制标准和控制手段要依据质量计划,控制过程中使实际活动与计划目标相一致。

(3)控制关键问题的原则:管理者在护理质量控制工作中,应着重于计划完成的关键性问题和实现质量计划的主要影响因素上。关键点的选择是一种管理艺术。临床护理工作细致,项目繁多,质量控制应选择对完成工作目标有重要意义的关键标准和指标,重点放在容易出现偏差或出现偏差造成危害较大的环节。

(4)直接控制的原则:直接控制原则的指导思想是合格的人员发生差错最少,并能及时觉察,及时纠正,减少或防止出现偏差。直接控制相对间接控制而言,是控制工作的重要方式,以采取措施保证所属人员的质量,提高人员素质,而不只是在工作出现偏差后采取措施,追究责任。

(5)标准合理性的原则:应建立客观、准确、有效、适当的质量标准。标准抬高或不合理,不会起到激励作用;标准不准确,不能测量,控制工作就会失败。

(6)追求卓越的原则:要使所属人员具有追求卓越的精神。在质量控制过程中,发现问题、分析原因、纠正偏差时,应寻求发展,追求卓越;在制订质量计划和质量标准、控制指标时,应具有一定的先进性、科学性,使组织和个人经过一定的努力方能达到,而不是随意轻取。

3.护理质量控制的基本方法

控制的三级结构理论,即前馈控制、同期控制和反馈控制。

(1)前馈控制:又称预先控制,是一种积极的、主动的控制,指在活动之前就对结果进行认真的分析、研究、预测,并采取必要的防范措施,使可能出现的偏差在事先就得以控制的方法。前馈控制的纠正措施作用在计划执行过程的输入环节上,工作重点是防止所使用的各种资源在质和量上产生偏差,是通过对人力、财力、物力和资源的控制来实现的。其优越性在于面向未来,通过控制影响因素,而不是控制结果来实现控制目的。

(2)同期控制:又称过程控制或环节质量控制,是管理人员对正在进行的各种具体工作方法和过程进行恰当的指导、监督和纠正。同期控制的纠正措施作用于正在进行的计划过程之中,是在执行计划过程中对环节质量的控制,这是护士长经常使用的一种控制方法,其有效性很大程度上取决于管理者的素质与能力,取决于护士对指示的理解度及执行力。

(3)反馈控制:又称后馈控制或结果质量控制,主要是分析工作的执行结果,并与控制标准相比较,发现已经产生或即将出现的偏差,分析其原因和对未来的可能影响,及时拟定纠正措施并予以实施,防止偏差继续发展或再度发生。反馈控制是一个不断进行的过程,管理过程中的各种信息会直接影响控制的结果,因此,质量信息的反馈应当做到灵敏、准确、及时,使反馈控制为管理者提供关于计划效果的真实信息,也可通过对计划执行结果的评价达到增强员工积极性的目的。

二、护理安全管理

(一)护理安全的重要性

护理安全是指在实施护理的全过程中,患者不发生法律和法定的规章制度允许范围以外的心理、机体结构或功能上的损害、障碍、缺陷或死亡。护理安全是护理管理的重点,其重要性主要体现在以下 3 个方面。

1.护理安全直接关系护理效果

安全、有效的护理可促使患者疾病痊愈或好转,而护理不安全因素则使患者的疾病向相反方向转化,护理安全与护理效果存在因果关系。

2.护理安全直接影响医院的社会效益与经济效益

护理不安全带来的后果,不仅损坏医院在患者和公众心目中的形象,给医院的信誉造成负面影响,而且还增加医疗费用的支出,增加患者经济负担和医院额外开支。

3.护理安全是衡量医院护理管理水平的重要标志

护理安全可以综合地反映出护理人员的工作态度、技术水平以及护理管理水平。

(二)护理安全的相关因素

影响护理安全的因素很多,其中最主要的因素如下。

1.人员素质因素

人员素质因素指护理人员的思想素质、职业道德素质、心理素质、身体素质,当这些素质不符合或偏离了护理职业的要求,就可能造成言语、行为不当或过失,给患者身心带来不安全的结果或不安全感。

2.技术因素

业务知识缺乏、经验不足、技术水平低、操作失误等均可给患者造成不良后果。

3.管理因素

管理不严或失控是影响护理安全的重要因素。如制度不健全、监控不严、不重视业务技术培训、护理人员严重不足等。

4.物资因素

护理物品、设备与药品是构成护理能力的重要组成部分,若数量不足、质量不好都会影响护理技术的正常发挥。

5.环境因素

环境因素是指患者住院期间的生活环境安全。其包括:①医院的基础设施、病区物品配备和放置存在的不安全因素;②环境污染所致的隐性不安全因素;③医用危险品管理及使用不当也是潜在的不安全因素;④病区的治安问题,如防盗、防治犯罪活动等;⑤社会环境,患者的经济状况、家庭及社会对患者的关心程度。

6.患者因素

护理活动的正常开展有赖于患者的密切配合。患者的心理素质、对疾病的认识及承受力,将影响其情绪、行为及医嘱的依从性,影响护理安全。

(三)护理安全的控制

(1)加强教育,提高护理人员对护理安全重要性的认识。

(2)增强法制观念,依法管理:加强法制教育,增强法律意识和法制观念,自觉遵守法律、法规,防范护理缺陷,并运用法律武器维护自身的合法权益。

(3)加强专业理论技术培训:不断提高护理人员的专业技术水平,从根本上防止技术性护理缺陷的发生。

(4)建立、完善护理安全监控机制:①明确责任,指实行"护理部-科护士长-护士长"三级目标管理责任制,各司其职,定期分析形势,发现苗头,及时纠正;②建立、健全安全管理制度,指严格要求、严格管理,促进安全管理制度的落实,使护理安全工作走上制度化、标准化、规范化的轨道;③把好物品验收关,指验收护理物品时应检查物品质量、性能是否符合安全要求,是否对患者及操作人员构成潜在危险;④坚持预防为主的原则,指重视事前控制,做到"三预、四抓、两超",即预查、预想、预防,抓易出差错的人、时间、环节、部门,超前教育、超前监督。

此外,护理人员配置不足及不合理,也是影响护理安全的因素。因此,护理管理者应合理配置人力资源,使护理人员数量适宜,各类职称、各种层次的护理人员比例恰当。

第三节 护理业务技术管理

一、基础护理管理

基础护理是护理人员实施护理服务最常用的基本知识和基本技术。基础护理质量的好坏,直接影响护理质量的优劣以及整个医院医疗质量的水平。

(一)基础护理技术特点

技术成熟、操作简单、应用广泛。

(二)基础护理管理的内容

(1)一般护理技术管理:包括出、入院处置,体温、脉搏、呼吸、血压的测量,各种注射穿刺技术、无菌技术、消毒隔离技术、鼻饲、洗胃法、灌肠法、导尿术、口腔护理、皮肤护理、各种标本采集等管理。

(2)常用抢救技术管理:主要包括给氧、吸痰、包扎、心电监护、心肺复苏、人工呼吸机的使用等管理。

(三)基础护理管理的主要措施

(1)树立以患者为中心的整体护理理念,强化护理人员重视基础护理的意识。

(2)成立基础护理管理小组,负责科学地制订和修改各项基础护理操作常规及操作的流程质量要求和终末质量标准,制订训练计划和考核措施。

(3)定期开展"三基"(基本理论、基本知识、基本技能)培训:护理人员不仅要在临床实践中提高基本技能,还应有专门的示教室集中指导,学习规范、科学的技术操作,使人人达标。

(4)经常督促、检查、严格要求。护理人员在日常工作中,应坚持规范化、标准化操作。各级护理管理人员经常深入临床第一线,按要求检查督促各项基础护理的实施。

二、专科护理管理

专科护理技术是指临床各专科特有的护理知识和技术。

(一)专科护理技术的特点

专科护理技术的特点为专科性强、操作复杂、新技术多。

(二)专科护理技术的内容

专科护理技术的内容大体分 3 类,主要是疾病护理技术、专科一般诊疗技术和专科特种诊疗护理技术。

(三)专科护理管理的主要措施

(1)护士长组织专科护理知识的学习,让护理人员充分熟悉专科疾病知识,掌握专科护理常规和业务技术特点。

(2)护理部组织科护士长、护士长以及专科护理人员,结合专科护理的经验,制订专科各疾病的护理常规,且根据医疗和护理技术的更新不断修订和充实。

(3)搞好专科病房的医护协作。护理人员应经常参与医师查房、有关专科医疗、护理新进展的学习。鼓励参与专科科研活动,以利提高专科医疗、护理质量。

(4)护理管理者应组织专科技术训练,学习新仪器的使用和抢救技术操作。

(5)加强专科精密、贵重仪器的保养。专人负责,定点存放,定时检查和维护,建立必要的规章制度。护理人员要了解仪器的性能、使用方法、操作规程的主要事项。

(6)贯彻落实以患者为中心的整体护理思想。专科患者其疾病的特点与发病规律有共同特点,护士应根据患者的具体情况,拟定临床护理路径、开展健康教育、预防并发症的发生。

三、新业务、新技术的管理

(一)新业务新技术的概念

广义的指在国内外医学领域里近 10 年来具有发展新趋势的新项目以及取得的新成果和新手段。狭义的则是指在本地区、本单位尚未开展的项目和尚未采用过的手段。

(二)新业务、新技术的管理措施

1.加强对新业务、新技术的论证

对拟开展的新业务、新技术,在开展前应进行查新和系统论证,保证先进性。

2.建立审批制度

护理新业务、新技术立项后先呈报护理部审批同意,再呈报医院学术委员会批准;本单位研究成功的新技术、新护理用具必须经过护理学术组和院内外有关专家鉴定,方可推广应用。

3.选择应用对象

新业务、新技术的推广,应用对象的选择至关重要,关系到应用的成败。选择应用的对象应具备开展新业务、新技术的基本条件,包括对新业务、新技术的兴趣,技术水平,设备条件等。一个科室不能完成的应成立协作组,吸收有关科室人员参加,发挥集体的智慧。

4.建立资料档案

资料档案包括新业务、新技术的设计,查新,应用观察和总结等。

5.总结经验,不断改进

在开展新业务、新技术的过程中,要不断总结经验,反复实践,逐步掌握规律,并逐步建立一整套操作规程或常规,供推广使用。

第四节　临床护理教育管理

临床护理教育是指继医学院校教育之后,对从事临床护理专业技术工作的各类护理人员进行专业教育的统称。临床护理教育包括新护士岗前培训、护士规范化培训、继续护理学教育、护理进修生培训等。

一、新护士岗前培训

新护士的岗前培训可以帮助新护士尽快转换角色、熟悉环境,有利于新成员严格地执行医院各项规章制度,很快地投入临床护理工作,成为一名合格的护理工作者。新护士岗前培训的主要内容及安排如下。

(1)护士办理报到手续后,按规定时间和地点接受岗前培训。

(2)岗前教育由护理部统一安排,时间一般为1～2周,主要以讲座形式进行。

(3)岗前教育内容:①医院发展史及概况、医院布局;②医院规章制度、护理法律与法规、临床护理工作常规及制度、消毒隔离制度;③护士礼仪培训、安全教育、应急预案;④护理基础操作技术、复苏与急救等。

(4)培训结束后根据培训内容进行理论及操作的考核,成绩合格者方可进入临床工作。

二、护士规范化培训

随着医学科学的发展和社会的不断进步,护理学的工作领域不断拓展,对临床护理工作也提出了更高的要求。护理人员必须进一步学习新理论、新知识,掌握新技术、新方法,才能适应需要,所以护理人员的继续教育与规范化培训显得尤其重要。

(一)规范化培训的内容

(1)护理基本理论、基本知识、基本技能。

(2)专科医学和护理学知识、技能。

(3)沟通、交流能力。

(4)护理专业理论及临床教学、护理管理、护理科研等综合内容。

(5)护理新业务、新知识、新技术。

(6)部分护士进行外语培训。

(7)根据专科护理领域的工作需要,有计划地培养临床专业化护理骨干和临床专业护士。

(二)规范化培训的途径

(1)科室制订培训计划,有计划地组织讲课、示教、查房和考核。

(2)护理部制订年度培训计划,按时进行护理理论、操作方面的学习、培训并考核。

(3)院内定期组织护理专业和相关专业的讲座,由本院护理专业骨干或邀请院外专家讲课。

(4)参加院外各种会议交流、学习班、研讨班等。

(三)规范化培训的考核与管理

护士规范化培训应作整体规划,建立培训档案和考核制度,分层次进行。护理部组成领导小组,对全院规范化培训工作进行领导和管理。使护士规范化培训做到规范化、制度化,培训对象、时间、内容三落实。

三、继续护理学教育

继续护理学教育是继毕业后规范化专业培训之后,以学习新理论、新知识、新技术、新方法为主的一种终生性护理学教育,目的是使护理技术人员在整个职业生涯中不断提高专业工作能力和业务水平。

(一)组织管理

1.对象

继续护理学教育的对象是毕业后通过规范或非规范化的专业培训,具有护师及护师以上专业技术职务的,以及正在从事护理专业技术工作的护理技术人员。

2.组织形式

在医院继续医学教育领导小组、专业指导委员会、专家考评组的指导下,护理部成立继续护理学教育学科组。学科组成员包括护理部主任、教学秘书、总护士长。

医院继续医学教育组织具体分工如下:护理部负责高级职称护理人员继续护理学教育的实施工作;总护士长负责各片内主管护师继续护理学教育的实施工作;护士长负责各病区护师继续护理学教育的实施工作。

医院继续医学教育组织负责全院继续护理学教育项目及其主办单位和学分的申报,制订医院继续护理学教育发展计划。

(二)培训内容与形式

继续护理学教育内容要适应不同专科护理人员实际的需要,以现代护理学科发展中的新理论、新知识、新技术、新方法为重点。具体教育活动内容包括学术会议、讲座、专题讨论、讲习班、调研考察报告、疑难病例护理讨论会、技术操作示教、短期或长期培训、提供教学、学术报告、发表论文、著作等。教育形式和方法可根据不同内容和条件灵活制订,一般以短期和业余在职学习为主。

四、护理进修生培训

进修护士主要来源于下级医院,对护理进修人员的培训应注意以下几个方面:

(1)进修生必须具备良好的政治和业务素质,身体健康,具有 3 年以上本专业实际工作经验的中专以上学历的护士,并取得中华人民共和国卫生健康委员会颁发的护士执业证书。

(2)进修生由护理部审核其资格,并依据双方具体情况确定进修期限。

(3)进修生报到后,由护理部集中培训一周,考核后方可进入病区,着统一的护士服。

(4)各病区在进修生报到一周内,根据培训目标、要求和进修人员水平制订出进修生培训计划。

（5）各病区指定具备大专以上学历、临床经验丰富的护理人员担任进修生的带教工作。病区护士长指导、督促进修计划的落实。

（6）进修生不得随意更改进修专业，也不得任意延长或缩短进修时间。进修期间必须严格遵守医院的各项规章制度。

（7）进修结束后，护士长和带教教师对进修生的政治表现、学习态度、专业水平以及组织纪律等作出鉴定。经护理部审查后，寄给进修生所在工作单位。

第二章　神经内科常见病护理

第一节　多发性硬化

多发性硬化是一种以中枢神经系统白质脱髓鞘为特征的自身免疫性疾病。本病多见于青壮年,其特点为空间上的多发性(即散在分布于中枢神经系统的多数病灶)及其在时间上的多发性(即病程中的缓解、复发)。病变最常侵犯的部位是脑室周围白质、视神经、脊髓和脑干传导束以及小脑白质等处,因此,会出现运动障碍、感觉异常、语言、括约肌障碍等临床表现。

一、护理评估

(一)病因分析

1.病因及发病机制

目前,关于本病的病因及发病机制目前尚不完全清楚,主要有 4 种学说。

(1)病毒感染,机体抗病毒免疫反应引起组织损伤和炎性反应。

(2)免疫反应,机体自发产生的反应。

(3)遗传因素,多发性硬化有家族易感性。

(4)环境因素,某些环境因素在多发性硬化的发病中同样起重要作用,如多发性硬化的发病率与高纬度寒冷地区有关。

2.流行病学调查

本病好发于北半球的寒冷与温带地区,我国属中发地区。最多的发病年龄为 20～40 岁,女性稍多,其比例为(2～3):1。

(二)临床观察

多发性硬化由于是遗传易感个体与环境因素作用而发生的自身免疫系统疾病,其发病率较高,呈慢性病程和倾向于年轻人罹患,而成为最重要的神经科疾病之一。多发性硬化的表现不一,临床常见病程可分为复发缓解型、原发进展型、进展复发型、继发进展型及良性型五类。由于多发性硬化可累及视神经、脊髓、脑干、小脑及大脑半球白质,病灶散在多发,因此,易出现不同的临床症状谱。

1.感觉障碍

感觉障碍是患者最常见的症状,常由脊髓后索或脊髓丘脑束病损引起。最常见的症状为疼痛或感觉异常,如麻木感、束带感、烧灼感或痛温觉减退、缺失,以肢体为主,可有深感觉障碍。

2.运动障碍

运动障碍包括皮质脊髓束损害引起的痉挛性瘫痪,小脑或脊髓小脑通路病损引起的小脑性共济失调,深感觉障碍引起的感觉性共济失调。

3.视觉障碍

视觉障碍多有缓解-复发的特点,早期眼底无改变,后期可见视神经萎缩和球后视神经炎。表现为视力减退或视野缺损,但很少致盲。首次发病较易缓解,反复发作可致视盘颞侧偏白,或遗留颞侧视盘苍白。

4.膀胱功能障碍

膀胱功能障碍包括尿急或尿不畅、排空不全、尿失禁等。

5.脑干症状

某些多发性硬化患者可有脑干损害体征,包括眼球震颤和核间性眼肌麻痹引起的复视、面部感觉缺失、面瘫、构音障碍、眩晕、延髓麻痹等。

6.其他

其他包括精神症状、痴呆及认知功能障碍。

(三)诊断及检查

1.实验室检查

(1)脑脊液检查:①急性期约 60% 的患者脑脊液单核细胞轻度增多。多数患者脑脊液蛋白含量正常,部分患者急性期脑脊液蛋白含量轻度增高。②检测免疫球蛋白 G(IgG)的鞘内合成。脑脊液 IgG 指数:70% 以上的患者 IgG 指数增高;脑脊液寡克隆 IgG 带:患者脑脊液寡克隆区带阳性。③脑脊液 MBP 升高可提示多发性硬化急性发作,其升高如超过 9 ng/mL,则提示活动性脱髓鞘。

（2）特殊检查。①电生理检查：视觉诱发电位、脑干听觉诱发电位和体感诱发电位。50％～90％的多发性硬化患者均有一项或多项异常。②影像学检查：CT 可检查出脑部早期病损；MRI 的检出率明显高出 CT，为本病最有效的检查手段，除可显示大脑和小脑病灶外，还能显示出脑干和脊髓的急性脱髓鞘病灶，主要表现为分布于白质的多个大小不一的片状长 T_1 长 T_2 信号，病程长的患者可伴有脑室系统扩张、脑沟增宽等脑白质萎缩征象。

2.诊断

Poser(1983)的多发性硬化诊断标准指出，临床确诊需要病程中发作次数、病变的临床证据及实验室检查的支持。

二、常见护理问题

（一）感知觉改变

（1）主要是指感觉异常或感觉减退，以肢体、躯干、头部较多见。因此，患者易出现感觉障碍部位损伤。

（2）视觉的改变：主要由球后视神经功能障碍而致的视神经炎所引起，因此，易出现视觉减退或偏盲，而导致不安全因素的发生。

（二）躯体移动障碍

主要与患者出现运动障碍，如截瘫、四肢瘫、偏瘫等长期卧床肢体不能活动有关。

（三）皮肤受损的危险

主要与患者脊髓受累后出现膀胱功能障碍而引起的尿失禁有关。

（四）营养摄取不足

当患者出现脑干受累时，可见构音障碍、假性延髓性麻痹、咬肌力弱、吞咽困难等症状，因此，易出现营养不良、消瘦等变化。

（五）焦虑

主要与疾病反复发作、预后不良和青壮年患慢性疾病、心理承受能力差有直接关系，因此，出现精神抑郁、猜疑、迫害妄想、自杀等。

（六）语言沟通障碍

由于脑干受累引起构音障碍、假性延髓性麻痹等症状，使患者与他人的沟通受到阻碍，再加上精神异常而出现交流障碍。

(七)自我形象紊乱

主要是患者形象的突然改变导致精神上不能承受,一般要经过精神、心理、生理及时间的延长等,才能慢慢改变患者对疾病的认识。

(八)并发症

1.吞咽障碍

吞咽障碍易出现呛咳、误吸等症状。

2.感染

由于患者疾病的反复发作,每次发作后易残留部分症状和体征,逐渐累积后会使病情逐渐加重,同时易出现高热、肺炎、压疮等并发症。

三、护理目标

(1)保障患者的安全,防止出现感觉缺失部位损伤。

(2)提高患者的自理能力,保证患者肢体的基本活动。

(3)保证患者住院期间不出现皮肤损伤。

(4)保证患者的正常营养供给。

(5)有效地进行沟通,保持患者心情愉快,不出现焦虑等。

(6)患者能够积极配合治疗和护理。

(7)防止并发症的发生。

四、护理措施

(一)定时评估

1.环境

环境包括:①应向患者介绍入院环境,并将患者安排在离护士站较近且安静的病房,并把餐具、水、呼叫器、便器放在患者的视力范围内;②如果患者有精神症状,应给予必要的约束或由家人或者护理员 24 小时进行陪护;③给视力下降、模糊的患者提供适当的电源。

2.床单位

使用气垫床和带棉套的床挡,防止压疮及患者坠床。保持床单位清洁、平整、干燥、无沉渣,防止感觉障碍的部位受损。

3.卧位

给予患者功能位,防止患者的肢体功能缺失。并根据患者感觉缺失的部位和程度定时给予翻身,并注意肢体的保暖。

4.温水擦洗

每天用温水擦洗感觉障碍的身体部位,以促进血液循环和感觉恢复。

5.保暖

注意给患者肢体进行保暖,慎用暖水袋,防止烫伤。

6.知觉训练

用砂纸、丝绸刺激触觉;用冷水、温水刺激温度觉,用针尖刺激痛觉。

7.功能锻炼

经常给患者做肢体按摩和肢体被动活动。

(二)提高患者的肢体活动能力

(1)为患者讲解活动的重要性,并鼓励和协助患者定时更换体位,操作时动作要轻柔。

(2)鼓励患者进行自主功能锻炼,帮助患者进行被动肢体活动,并保持关节功能位,防止关节变形而导致功能丧失。

(3)鼓励并协助恢复期患者做渐进性活动,协助患者在床上慢慢坐起,坐在床边摆动腿数分钟,下床时有人搀扶或使用助行器。

(三)皮肤护理

(1)保持床单位清洁、平整、干燥、无沉渣,防止感觉障碍的部位受损。对膀胱功能障碍而引起的尿失禁,男性患者可使用假性导尿,必要时给予留置导尿。

(2)给予留置导尿的患者应随时保证会阴部清洁,定时进行消毒,每4小时开放尿管一次,以训练膀胱功能。

(3)每天进行会阴冲洗一次,若出现尿疹或湿疹应立即请皮肤科会诊,随时给予药物针对性治疗。

(四)保证患者正常营养的供给

(1)由于患者出现脑干病变,会因延髓麻痹而引起吞咽困难,因此,当患者进食缓慢时可由普通饮食改为高热量半流食或乳糜食,主要是保证患者每天的热量。

(2)鼻饲给予高热量、高蛋白、高纤维的饮食,进行管饲时应注意抽取胃内容物,并检测残留物的量、性质、颜色,异常时应立即通知医师。

(3)肠外营养:可根据患者的病情加用肠外高营养。

(五)排除焦虑,积极配合医护的治疗

(1)让患者说出自己紧张、焦虑的原因,如因疾病反复或迁延不愈等原因,应加强与患者的沟通,取得患者的信赖,做好心理护理,树立战胜疾病的信心。

(2)满足患者的合理要求,医护人员应主动帮助或协助照顾好患者。

(3)给患者讲解疾病知识,让年轻患者逐渐能够承受,并与家属做好沟通,尽可能让家属多做患者的心理工作。

(4)积极让患者参与制订护理计划,并鼓励患者自理。

(六)防止并发症的发生

1.防止误吸

由于患者吞咽障碍应及时给予鼻饲,定时给予肠内营养、混合奶等,管饲前应给予患者吸痰,头抬高 15～30°,并抽吸胃液,防止胃内残留液过多而引起反流导致误吸。

2.肺炎

协助患者更换体位,定时进行翻身、叩背、排痰。肺炎加重者应及时给予雾化吸入或使用叩背机,促使肺内深部痰液的及时排出。排痰时注意观察患者痰液的性质和量,出现Ⅲ度感染时应立即通知医师,给予相应的护理。

3.压疮

因患者出现运动障碍,应给予气垫床和带棉套的床挡,保持床单位清洁、平整、干燥、无沉渣,防止感觉障碍的部位受损。身体的骨突出部位应使用水球保护,并给予温水擦背,每天 2 次,防止压疮的发生。

(七)治疗

(1)治疗原则是控制疾病的急性发作、阻止病情进行性发展和对症支持治疗。

(2)急性期多发性硬化:①首选皮质类固醇激素治疗,最常使用甲基泼尼松龙、地塞米松等激素,因其显效较快、作用持久、不良反应较少,可以减低多发性硬化恶化期的严重程度和时间;②免疫抑制剂,常用环孢素,也可用硫唑嘌呤口服。

(3)进展型多发性硬化:慢性进展型多发性硬化对糖皮质激素的反应很差,可采用免疫抑制剂疗法,如氨甲蝶呤、环磷酰胺。

(4)预防多发性硬化:硫唑嘌呤、环孢素、β 干扰素。

(5)对症治疗:①肌强直可用脊舒、巴氯芬;②疼痛可用阿米替林、百忧解、卡马西平;③小脑性震颤可用卡马西平;④强哭强笑可用阿米替林;⑤尿失禁可用抗胆碱药,如溴丙胺太林或三环类抗抑郁药。

(6)预后:约 80% 的患者可有缓解-复发病程,特别是起病后 10 年中较易复发。病情较轻的缓解-复发型多发性硬化的复发次数不多,则预后较好。患病 10 年生活仍能完全自理和能工作的患者,则属良性多发性硬化,一般不会因本病致残。约有 20% 的患者病情进展较快,在 5 年内死亡。

五、健康教育

(1)针对本疾病的特点对患者进行讲解,并注意做好心理护理。

(2)做好预防措施,一般患者在出现神经症状之前数月或数周多有疲劳、感冒、感染、拔牙等病史,因此,应避免诱因的发生。

(3)向患者介绍用药方法及用药后作用,同时应了解激素类药物的不良反应,防止不良反应的发生。

(4)指导患者尽可能地维持正常活动的重要性,避免用过热的水洗澡。

第二节　急性播散性脑脊髓炎

急性播散性脑脊髓炎是一种广泛累及脑和脊髓白质的急性炎症性脱髓鞘疾病,又称感染后、出疹后或疫苗接种后脑脊髓炎。急性播散性脑脊髓炎为单项病程,通常历时数周,且恢复较好。急性出血性白质脑炎被认为是急性播散性脑脊髓炎的暴发性,病死率最高。

一、护理评估

(一)病因分析

(1)急性播散性脑脊髓炎是由免疫介导的急性中枢神经系统脱髓鞘病,常发生于疫苗接种或感染后。应评估患者发病前有无感染、接种以及皮肤出现水痘、风疹、麻疹等发疹后的感染史。

(2)本病可以发生在任何年龄,但以儿童与青壮年期发病为多。男女发病率差异不大。

(二)临床观察

1.护理评估

评估患者有无肢体麻木、乏力、呼吸困难和大、小便障碍,有无其他并发症的发生。评估患者及家属的心理是否出现焦虑、恐惧。

2.临床表现

急性播散性脑脊髓炎的严重程度不一,严重时起病急骤、进展迅速(数小时或数天),临床上分为脑型、脊髓型和脑脊髓型。

(1)多在疫苗接种或感染后 4～14 天出现临床症状。突发头痛、呕吐、嗜睡或精神紊乱,可有言语障碍、脑神经麻痹、偏瘫、惊厥、肌阵挛等症状。

(2)严重时可出现昏迷及去大脑强直,少数出现颅压高及视盘水肿。

(3)脊髓型突发迟缓性四肢或双下肢瘫痪,感觉消失或大、小便障碍。

(4)少数患者呈暴发性起病,突然头痛、高热、呕吐、精神紊乱,意识障碍逐渐加深,可于 24 小时内出现昏迷。多数于发病 2～4 天内死亡,也有存活较久或完全恢复者。

(三)检查和诊断

1.检查

(1)血常规检查:急性期白细胞可轻度增高,部分患者血常规正常。

(2)脑脊液检查:脑脊液压力正常或偏高,脑脊液细胞数轻至中度增多,蛋白含量正常或轻度增高。

(3)MRI 检查:这是本病最有价值的辅助检查。脑和(或)脊髓可见多个斑片状长 T_1 长 T_2 信号,以白质为主。

(4)CT 检查:可显示脑部有片状低密度,但远不如 MRI 敏感,尤其不能显示脊髓。

(5)脑电图检查:对于脑部病灶较广泛者,脑电图可见慢波增多,波律减慢。

(6)肌电图:极少数患者可有神经根受累,肌电图可有神经传导速度减慢。

2.诊断

发生于感染或接种疫苗后急性起病的脑实质弥漫性损害、脑膜受累及脊髓炎症,一般可支持急性播散性脑脊髓炎的诊断。脑脊液中性粒细胞增多,脑电图广泛性中度以上异常,影像学检查发现脑和脊髓内多发散在病灶,有助于诊断。

二、常见护理问题

(1)低效性呼吸形态:因患者出现急性起病,感觉障碍可在数小时内上升至高颈髓,因此,易出现呼吸肌麻痹,导致分泌物过多、过稠或淤积,并出现低效性咳嗽。

(2)感知改变:与感觉缺失有关。

（3）自理能力缺陷：与神经肌肉损伤出现的肢体瘫痪有关。

（4）吞咽障碍：因患者出现吞咽困难、构音障碍，易出现呛咳，致胃内容物反流而发生误吸。

（5）排泄异常：与脊髓病变、感觉/运动功能不全引起的膀胱及肠道功能麻痹有关。

（6）皮肤受损的危险：与脊髓神经病变引起的躯体移动障碍有关。

（7）防止并发症的发生：压疮、高热、泌尿系统感染、坠积性肺炎等。

三、护理目标

（1）保证患者呼吸道通畅。

（2）患者不发生损伤，尤其是身体感觉障碍的部位。

（3）患者能接受护理人员的护理，满足患者的基本生理要求。

（4）患者住院期间不出现误吸，保证足够的营养供给。

（5）维持患者的正常排泄形态。

（6）保证皮肤的完整性。

（7）减少并发症的发生。

四、护理措施

（一）保证患者有效的呼吸

（1）监测生命体征，主要是观察并记录患者的呼吸及呼吸形态，包括呼吸频率、深度、节律。监测患者的缺氧状态，保持正常的血氧饱和度，必要时给予鼻导管吸氧或面罩给氧，病情严重时可给予气管插管或气管切开等措施，保持呼吸道通畅。

（2）协助患者采用舒适的体位，可给予头部抬高，主要以保证患者有效的呼吸形态为原则。

（3）勤翻身、叩背、吸痰，必要时使用叩背机，促使患者易于咳嗽、咳痰，同时有利于气道的吸引和痰液的排出。

（4）鼓励患者及时、主动地向护理人员表达自己的感受。若患者出现胸闷、气短、肢体不适等情况时，注意做好患者的心理护理。

（二）患者身体感觉障碍的部位不发生损伤

护理措施同多发性硬化患者的护理措施。

（三）提高患者的自理能力

（1）评估患者肢体肌力和神经反射情况，检查偏瘫和感觉丧失部位的进展程度,给予相应的护理措施。

(2)提供患者肢体活动的机会,进食、翻身、大小便等简单的床上活动在患者恢复期时尽量自理,对于颈髓受损的患者应适当给予协助。

(3)对于高位截瘫患者应注意给予肢体功能位,尽量给予双下肢内旋位。首先防止压疮的发生,其次预防患者肢体失用综合征的发生。一定要注意给予肢体的被动功能锻炼,防止肌肉萎缩。

(四)吞咽障碍

(1)鼻饲:因患者具有吞咽困难、构音障碍、易出现进食呛咳等症状,因此,在疾病的危险期可给予鼻饲。当患者进食情况好转后,应立即停止鼻饲。进行鼻饲时,应注意先予患者排痰,再给予患者头高位并偏向一侧,抽吸胃内残留液,每次>150 mL时应延迟或停止进食一次,防止大量胃内容物反流引起误吸。

(2)保证患者足够的热量供给,给予高蛋白、高维生素、低纤维素、易消化饮食。尤其在鼻饲停止改为普食前,应给予少食多餐,以及蛋羹、肉沫、面片、稠粥等半流软食,防止误吸。必要时给予肠外营养供给。

(3)患者进食时给予舒适卧位,并保证心情愉快,嘱患者进食前不要讲话,防止呛咳引起误吸。

(4)定期评估患者的吞咽情况,尽早减轻患者鼻饲的痛苦,同时减少胃肠道并发症的发生。

(五)保持正常的排泄功能

(1)严重的膀胱功能障碍出现尿潴留时,应及时给予留置导尿,且4小时开放一次,以训练膀胱功能。注意定时消毒尿道口,更换引流袋,防止泌尿系统感染。

(2)定期进行膀胱触诊,随时观察能否正常排尿,尤其在更换导尿管时,首先让患者多饮水,导尿管撤除后应鼓励患者自行排尿,必要时再给予留置导尿。

(3)患者出现肠麻痹时会导致便秘,甚至10天无排便,由于患者感觉缺失,易出现肠梗阻,因此,患者应长期小量服用缓泻剂,保证排便正常。

(六)保证皮肤的完整性

(1)因患者出现运动障碍,应给予气垫床和带棉套的床挡,保持床单位清洁、平整、干燥、无沉渣,防止感觉障碍的部位受损。身体的骨突出部位应使用水球保护,并给予温水擦背,每天2次,防止压疮的发生。

(2)给予患者功能位,防止患者的肢体功能缺失。根据患者感觉缺失的部位和程度,定时给予翻身,并注意肢体的保暖。

(3)每天用温水擦洗感觉障碍的身体部位,以促进血液循环和感觉恢复。

(4)对使用机械通气的患者,应做好患者使用呼吸机管路的护理,防止管路长时间置于患者胸前导致皮肤擦伤。

(5)有低蛋白血症、腹泻、水肿、贫血、糖尿病等并发症时,应密切监测患者的皮肤状况,保证皮肤的完整性。

(七)防止并发症的发生

做好针对皮肤、下呼吸道、泌尿系统等部位的感染控制措施,防止出现感染后高热等并发症。

(八)治疗

1.激素

急性期用皮质类固醇类药物治疗,应用原则为早期、足量、短程和急性期使用,如甲基泼尼松龙、氢化可的松、地塞米松等。

2.免疫抑制剂

对于病情较重且激素治疗效果不理想者,建议使用免疫抑制剂,如环孢素、硫唑嘌呤。

3.对症治疗

有高颅压者可用甘露醇;有抽搐发作者可用抗癫痫药;病情较重或昏迷者可用抗生素预防肺部感染;高热者可用物理降温;注意保证足够的营养供给,保持水、电解质和酸碱平衡。

4.预后

本病经及时治疗后大多数患者能明显恢复,相当一部分患者不留下明显残疾,但仍有部分患者因发病过程中脊髓坏死较重而留下不同程度的肢体运动和感觉障碍,需长期护理。

五、健康教育

(1)向患者讲解有关疾病的知识,同时做好心理护理,让其接受疾病的现实,并积极配合治疗。

(2)向家属和患者进行激素药物的讲解,使其了解药物的不良反应及突然停药后的危险,合理使用药物。

(3)让患者与家属了解饮食的护理,尤其针对排便情况,一定要保障患者排泄正常。

（4）讲解患者肢体活动的重要性，必要时做被动训练。定时翻身，教会家属翻身的手法和技巧，并训练和鼓励患者进行自主活动，增强自理能力。

（5）鼓励患者主动向医护人员表达自己的感受，如出现胸闷、气短、呼吸困难等异常情况。

第三节　帕金森病

帕金森病，又称震颤麻痹，是中老年人常见的一种神经系统变性疾病，以静止性震颤、运动迟缓、肌强直和姿势步态异常等为主要临床特征。65 岁以上人群患病率为 $1\,000/10^5$，并随年龄增长而增高，男性多于女性。

一、护理评估

（一）病因及发病机制

本病的病因未明，目前认为非单因素引起，可能为多因素共同参与所致。一般认为与下列因素有关。

1.遗传

约 10％的帕金森病患者有家族史，呈不完全外显的常染色体显性或隐性遗传。

2.环境因素

流行病学调查显示，长期接触杀虫剂、除草剂或某些工业化学品等可能是帕金森病发病的危险因素。

3.年龄老化

帕金森病主要发生于中老年人，40 岁以前少见，提示发病与老龄有关。

（二）健康史

（1）了解起病的形式：患者多起病隐袭，发展缓慢，逐渐加剧。

（2）了解生活方式和饮食习惯：询问患者的职业和工作环境，了解是否有长期毒物接触史；询问患者是否有烟酒嗜好；了解有无家族史；了解患者休息和睡眠情况。

（3）评估既往史和用药情况：询问患者既往身体情况如何，了解是否接受过正规和系统的药物治疗,是否坚持服药,有无明显的毒副作用。

(三)身体评估

1.了解首发症状

静止性震颤常为首发症状,多由一侧上肢远端开始,手指呈节律性伸展和拇指对掌运动,如同"搓丸样"动作。静止时震颤明显,精神紧张时加重,随意动作时减轻,入睡后消失,故称为"静止性震颤"。随病程进展,震颤可逐步扩展到同侧及对侧上下肢,下颌、口唇、舌及头部较少受累。少数老年患者无震颤。

2.评估有无神经功能受损

(1)检查肌力、肌张力的变化,了解其障碍的类型、范围、持续时间,了解有无肌强直及其类型。若肌强直表现为屈肌与伸肌张力同时增高,关节被动运动时始终保持阻力增高,称为"铅管样强直";若肌强直与伴随的震颤叠加,检查时可感觉在均匀阻力中出现断续停顿,称为"齿轮样强直"。多从一侧上肢或下肢近端开始,逐渐蔓延至远侧、对侧和全身的肌肉。

(2)检查患者姿势、平衡及全身协调情况。了解异常姿势步态,如行走时步距缩短,常见碎步、往前冲,愈走愈快,不能立刻停步,称为"慌张步态"。

(3)询问患者的日常进食情况,了解有无饮水呛咳、吞咽困难、言语障碍等现象。

(4)了解有无自主神经症状。询问患者有无汗腺分泌亢进所致的多汗、流涎;有无顽固性便秘和排尿困难的现象出现。

3.观察神志、瞳孔及生命体征的情况

观察神志是否清醒,有无明显的意识障碍;观察瞳孔大小和对光反射是否正常。监测生命体征的变化。

(四)心理-社会评估

帕金森病患者因迟钝笨拙、表情淡漠、语言断续、流涎,甚至丧失劳动能力、生活自理能力下降等,产生自卑忧郁心理,甚至恐惧绝望。

二、主要护理诊断及医护合作性问题

(1)躯体移动障碍:与黑质病变、锥体外系功能障碍有关。

(2)语言沟通障碍:与咽喉部、面部肌肉强直,运动减少、减慢有关。

(3)自尊紊乱:与震颤、流涎、面肌强直等身体形象改变有关。

(4)生活自理缺陷:与震颤、肌强直、运动减少有关。

(5)知识缺乏:缺乏疾病相关知识。

(6)营养失调,低于机体需求量:与吞咽困难有关。

三、护理目标

(1)患者能最大限度地保持运动功能。

(2)患者能表达自己的需要,建立有效的交流方式。

(3)患者及其家属能理解病情、病程及预后,能够积极配合并主动参与治疗护理活动。

(4)患者情绪稳定,能够摄入足够营养素。

四、护理措施

(一)一般护理

鼓励患者采取主动舒适卧位。对于完全卧床者,应适当抬高床头;进食、饮水时尽量使患者保持坐位或半卧位,集中注意力。对生活不能自理的患者应满足舒适和基本生活需要。给患者足够的时间去完成日常活动(说话、写字、吃饭);移开环境中障碍物,指导并协助患者移动,克服胆怯心理;行走时,起身和终止应给予协助,防止跌倒。

(二)饮食护理

给予高热量、高维生素、低盐、低脂、低胆固醇、适量优质蛋白(高蛋白饮食摄入可降低左旋多巴的疗效)的易消化饮食,少量多餐,多食蔬菜、水果和粗纤维食物等。对于流涎过多的患者可使用吸管,若手颤严重可协助患者进食。避免刺激性食物,戒烟、酒、槟榔等。

(三)安全护理

对有震颤、肌强直表现的患者,应防止发生坠床、擦伤、烫伤等意外,尽量避免使用约束带,以免发生骨折;对于平衡失调的患者,应注意其活动中的安全保护,防湿防滑,清除路面和周围环境中的障碍,以防跌倒;走廊和卫生间等活动场所应设置扶手。

(四)康复护理

加强肢体运动锻炼,经常活动躯体的各个关节,尽量参与各种形式的活动,如散步、打太极拳等。鼓励患者进行面肌训练,如鼓腮、噘嘴、示齿、伸舌、吹吸等训练,以改善面部表情和吞咽困难现象,协调发音,保持呼吸平稳顺畅。

(五)用药护理

指导患者掌握正确服药方法、注意事项,观察药效及不良反应。以便医师合理地调整用药方案,做好患者的个体化用药指导,避免患者和家属盲目用药。

(1)抗胆碱能药物的常见不良反应有口干,唾液、汗液分泌减少,肠鸣音减弱,排尿困难,视物模糊等。青光眼及前列腺肥大者禁用。

(2)金刚烷胺的不良反应较少见,有不安、意识模糊、下肢网状青斑、水肿和心律失常等。有肾功能不全、癫痫病者禁用。

(3)左旋多巴的常见不良反应为恶心、呕吐、低血压、不安和意识模糊等,还可有失眠、多梦、幻觉、妄想等精神症状,但最常见者为运动障碍和症状波动等长期治疗综合征。运动障碍亦称"异动症",是舞蹈样或异常不随意运动,表现为面、舌嚼动,摇头以及双臂、双腿和躯干的各种异常运动。

(4)多巴胺受体激动剂的不良反应与左旋多巴类似。剂量过大时,可有错觉和幻觉等精神症状及直立性低血压,有精神病史患者禁用。一般从小剂量开始,逐步增加剂量。

(六)心理护理

护理人员应针对患者的不同心理状态予以心理疏导和心理支持,鼓励患者及家属正确面对病情变化与形象改变,多做解释工作,消除其心理障碍,为其创造良好亲情和人际关系氛围,减轻患者的心理压力。

(七)健康指导

(1)保持健康心态和规律的生活,均衡饮食,积极预防便秘。

(2)不要独自外出,防跌倒、摔伤。

(3)经常活动躯体的各个关节,防止强直与僵硬,在家属陪同下适当地进行运动锻炼,以提高生活质量。

(4)在医师指导下,根据病情选用药物,按时服药,在服用左旋多巴时定时测量血压。

(5)注意定期门诊复查,了解血压、肝肾功能、心脏功能、智能等变化,并在医师的指导下合理用药,做好病情记录。

(6)若患者出现发热、骨折、疗效减退或出现运动障碍,应及时就诊,切忌自行盲目用药。

五、护理评价

患者能够保持一定的运动能力;能与人进行有效沟通;患者情绪稳定,有良好的营养状态。

第四节 肝豆状核变性

肝豆状核变性亦称 Wilson 病（WD），是一种遗传性铜代谢障碍所致的肝硬化和以基底节为主的脑部变性疾病。临床上表现为进行性加重的锥体外系症状、肝硬化、精神症状、肾功能损害及角膜色素环（Kayser-Fleischer ring，K-F 环）。

一、护理评估

(一)病因及发病机制分析

正常人每天从饮食中摄入 2～5 mg 铜，从肠道吸收进入血液的铜大部分先与血清蛋白疏松结合，然后进入肝脏。在肝细胞中铜与 α_2 球蛋白紧密结合成铜蓝蛋白，后者具有氧化酶的活性，因呈深蓝色而得名。摄入铜的 1‰每天从尿中排出，正常血清中铜蓝蛋白的含量为 0.20～0.35 g/L，铜氧化酶活力为 0.2～0.5 光密度。由于血清铜氧化酶活力降低，血清中结合铜含量下降，游离铜含量增加，尿铜排泄增加。铜在各脏器中更易形成各种特异的铜-蛋白结合体。剩余的铜通过胆汁、尿和汗液排出。

肝豆状核变性为常染色体隐性遗传性疾病，致病因子造成铜蓝蛋白合成障碍，并影响铜在胆道中的排泄。循环中 90％～95％的铜结合在铜蓝蛋白上，铜-蛋白结合体减少以及正常含铜酶缺乏使肠道摄取的铜量增加而铜蓝蛋白低，首先造成的是铜在肝脏中大量沉积，引起小叶性肝硬化，直至肝细胞中的溶酶体无法容纳时，通过血液使铜向各个器官散布和沉积。基底核的神经细胞和正常酶的转运对无机铜的毒性特别敏感，大脑皮质和小脑齿状核对铜的沉积也产生症状，但神经系统损害的主要部位是基底核。急性期患者壳核和苍白球先呈棕褐色，然后形成空洞，神经元、胶质细胞消失。慢性进展的病例豆状核萎缩但无空洞形成，神经元萎缩变性，少胶质细胞增生。脑室扩大，脑沟增宽。大脑皮质尤其是额叶接近皮质的白质、小脑齿状核以及脑桥等部位，均可见到神经元减少和脱髓鞘改变。铜在角膜弹力层沉积产生 K-F 环。

评估患者时主要了解患者有无家族史，家系同胞一代或隔代有无患此病者。

(二)临床观察

本病多在 40 岁以前发病，以 10～20 岁多见，男女均可发生，一个家族中可有数名成员患病,缓慢起病。

1.神经精神症状

多数患者因手抖、流涎、动作不协调而就诊。常为一侧或双侧肢体不规则震颤,或以舞蹈、手足徐动和张力不全为主,躯干扭转,张口及头后仰或歪斜等很不规则的不自主运动。常有不自主哭笑、表情淡漠与构音不清等现象,可有注意力不集中、记忆力减退、学习能力下降、情绪不稳,也可出现冲动行为,后期可出现痴呆。

2.肝脏症状

80%左右的患者可发生肝脏症状。表现为倦怠、无力、食欲缺乏、肝区疼痛、肝大或缩小、黄疸、腹水,甚至出现肝性脑病等。极少数患者有急性肝衰竭和急性溶血性血液病,可能为肝细胞内的铜向溶酶体转移过快而产生溶酶体损害,导致肝细胞大量坏死。大量铜从坏死的肝细胞中释放进入血液,从而出现溶血性贫血。此种情况多于短期内死亡。

3.眼部症状

角膜色素环是本病最重要的体征。95%以上的患者有此环出现,为铜沉积于角膜后弹力层所致,绝大多数为双眼,但也可见于单眼。此环位于角膜和巩膜交界处,在角膜的内表面上出现绿褐色或金褐色,当光线斜照角膜时最清楚,但通常须用裂隙灯检查才能明确发现。

(三)辅助检查

(1)肝脏超声波检查:可为弥漫性肝损害或肝硬化。

(2)头部 CT 及 MRI 异常率高达 85%,最多见的情况为脑萎缩、基底节低密度灶,特别是双侧肝豆状核区低密度灶最具有特征性。

(3)血清铜蓝蛋白<0.2 g/L,血清铜氧化酶活性<0.2 光密度,24 小时尿铜>100 μg。

(4)裂隙灯检查:裂隙灯下可见 K-F 环。

二、常见护理问题

(一)肝衰竭

由于铜代谢障碍在肝脏大量沉积,引起肝小叶硬化所致。

(二)神经系统症状

由于铜代谢障碍使铜在肝脏大量沉积,当肝细胞中溶酶体无法容纳时,通过血液使铜向各个器官散布和沉积,神经系统受损后产生相应的症状如运动障碍、吞咽困难和精神异常。

三、护理目标

(1)患者及家属学会合理的饮食。

(2)护士应密切观察病情变化,配合急救。

四、护理措施

(一)饮食护理

告知患者及家属饮食治疗的原则与意义,指导患者避免食用含铜量多的食物。

(1)饮食治疗原则:低铜、高蛋白、高热量、高维生素、低脂、易消化饮食。限制摄入可以减少铜在肝脏中的沉积,减慢和减轻肝细胞的损害程度。

(2)避免食用含铜多的食物:如豌豆、蚕豆、玉米、坚果类、薯类、软体动物类(鱿鱼、牡蛎、乌贼)、贝壳类、螺类、甲壳类动物、各种动物的肝和血、巧克力、可可、蜂蜜等。

(3)避免使用铜制食具和炊具。

(二)病情监测

观察肝功能损害的表现有无加重,如黄疸是否加深,有无肝区痛、肝大、脾大、腹水、水肿;有无皮下出血、牙龈出血、鼻出血或消化道出血;有无血清电解质与尿铜变化;防止急性肝衰竭或肝性脑病的发生。

(三)晚期患者的生活护理

多巡视患者,主动了解患者的需要,协助做好日常生活护理。对于肢体抖动厉害、步行不稳或精神智能障碍者,要加强防护,确保安全。避免单独行走或外出,防止烫伤、跌伤或走失。协助进食、洗漱、大小便料理、口腔、皮肤护理以及个人修饰。

(四)用药指导

指导患者及家属遵医嘱服药,并告知药物不良反应与服药的注意事项。服用D-青霉胺治疗前要做青霉素皮试,皮试阴性者方可使用。当出现发热、皮疹、白细胞计数减少等变态反应时,应告诉医师暂时停药;少数患者服药早期可出现症状加重,尤其是神经系统症状,继续服药可逐渐改善。D-青霉胺常见的不良反应:胃肠道反应,如恶心、呕吐、上腹不适,皮肤变脆易损伤;长期服用可出现自身免疫性疾病,如肾病、溶血性贫血、再生障碍性贫血等;宜同时补充维生素 B_6,避免并发视神经炎。使用二巯丙醇治疗时,易导致局部疼痛、硬节或脓肿,应注意深部肌内注射。

(五)健康指导

(1)限制铜的摄入,给予低铜饮食和避免使用含铜的餐具和炊具,避免使用含铜药物。

(2)遵医嘱长期不间断地正确服药,并定期检测尿铜和肝、肾功能。

(3)保持心态平衡,避免焦虑、悲观等不良心理;生活有规律,坚持适当的运动和锻炼。

五、护理评价

(1)患者是否无铜饮食? 是否知道哪些食物含铜而不能食用?

(2)护士是否及时观察到患者肝衰竭的表现?

第五节 偏 头 痛

偏头痛是一类发作性且常为单侧的搏动性头痛。发病率各家报告不一,Solomon 描述约 6% 的男性,18% 的女性患有偏头痛,男女之比为 1∶3;Wilkinson 的数字为约 10% 的英国人口患有偏头痛;Saper 报告在美国约有 2 300 万人患有偏头痛,其中男性占 6%,女性占 17%。偏头痛多开始于青春期或成年早期,约 25% 的患者于 10 岁以前发病,55% 的患者发生在 20 岁以前,90% 以上的患者发生于 40 岁以前。在美国,偏头痛造成的社会经济负担为 10 亿~17 亿美元。在我国也有大量患者因偏头痛而影响工作、学习和生活。多数患者有家族史。

一、病因与发病机制

偏头痛的确切病因及发病机制仍处于讨论之中。很多因素可诱发、加重或缓解偏头痛的发作。通过物理或化学的方法,学者们也提出了一些学说。

(一)激发或加重因素

对于某些个体而言,很多外部或内部环境的变化可激发或加重偏头痛发作。

(1)激素变化:口服避孕药可增加偏头痛发作的频度;月经是偏头痛常见的触发或加重因素("周期性头痛");妊娠、性交可触发偏头痛发作("性交性头痛")。

(2)某些药物:某些易感个体服用硝苯地平、异山梨酯或硝酸甘油后可出现典型的偏头痛发作。

(3)天气变化:特别是天气转热、多云或天气潮湿。

(4)某些食物添加剂和饮料:最常见者是酒精性饮料,如某些红葡萄酒;奶制品,奶酪,特别是硬奶酪;咖啡;含亚硝酸盐的食物,如汤、热狗;某些水果,如柑橘类水果;巧克力("巧克力性头痛");某些蔬菜;酵母;人工甜食;发酵的腌制品如泡菜;味精。

(5)运动:头部的微小运动可诱发偏头痛发作或使之加重,有些患者因惧怕乘车引起偏头痛发作而不敢乘车;踢足球的人以头顶球可诱发头痛("足球运动员偏头痛");爬楼梯上楼可出现偏头痛。

(6)睡眠过多或过少。

(7)一顿饭漏吃或延后。

(8)抽烟或置身于烟中。

(9)闪光、灯光过强。

(10)紧张、生气、情绪低落、哭泣("哭泣性头痛");很多女性逛商场或到人多的场合可致偏头痛发作;国外有人骑马时尽管拥挤不到一分钟,也可使偏头痛加重。

在激发因素中,剂量、联合作用及个体差异尚应考虑。如对于敏感个体,吃一片橘子可能不致引起头痛,而吃数枚橘子则可引起头痛。有些情况下,吃数枚橘子也不引起头痛发作,但如同时有月经的影响,这种联合作用就可引起偏头痛发作。有的个体在商场中待一会儿即出现发作,而有的个体仅于商场中久待才出现偏头痛发作。

偏头痛尚有很多改善因素。有人于偏头痛发作时静躺片刻,即可使头痛缓解。有人于光线较暗淡的房间闭目而使头痛缓解。有人于头痛发作时喜以双手压迫双颞侧,以期使头痛缓解,有人通过冷水洗头使头痛得以缓解。妇女绝经后及妊娠 3 个月后偏头痛趋于缓解。

(二)有关发病机制的几个学说

1.血管活性物质

在所有血管活性物质中,5-HT 学说是学者们提及最多的一个。人们发现偏头痛发作期血小板中5-HT浓度下降,而尿中 5-HT 代谢物 5-HT 羟吲哚乙酸增加。脑干中 5-HT 能神经元及去甲肾上腺素能神经元可调节颅内血管舒缩。很多 5-HT 受体拮抗剂治疗偏头痛有效。以利血压耗竭 5-HT 可加速偏头痛发生。

2.三叉神经血管脑膜反应

曾通过刺激啮齿动物的三叉神经,可使其脑膜产生炎性反应,而治疗偏头痛药物麦角胺,双氢麦角碱、舒马普坦等可阻止这种神经源性炎症。在偏头痛患者体内可检测到由三叉神经所释放的降钙素基因相关肽(CGRP),而降钙素基因相关肽为强烈的血管扩张剂。双氢麦角碱、Sumatriptan 既能缓解头痛,又能降低降钙素基因相关肽含量。因此,偏头痛的疼痛是由神经血管性炎症产生的无菌性脑膜炎。Wilkinson 认为三叉神经分布于涉痛区域,偏头痛可能就是一种神经源性炎症。Solomon 在复习儿童偏头痛的研究文献后指出,儿童眼肌瘫痪型偏头痛的复视源于海绵窦内颈内动脉的肿胀伴第Ⅲ对脑神经的损害。另一种解释是小脑上动脉和大脑后动脉肿胀造成的第Ⅲ对脑神经的损害,也可能为神经的炎症。

3.内源性疼痛控制系统障碍

中脑水管周围及第四脑室室底灰质含有大量与镇痛有关的内源性阿片肽类物质,如脑啡肽、β 内啡肽等。正常情况下,这些物质通过对疼痛传入的调节而起镇痛作用。虽然报告的结果不一,但多数报告显示偏头痛患者脑脊液或血浆中 β 内啡肽或其类似物降低,提示偏头痛患者存在内源性疼痛控制系统障碍。这种障碍导致患者疼痛阈值降低,对疼痛感受性增强,易于发生疼痛。鲑钙紧张素治疗偏头痛的同时可引起患者血浆 β 内啡肽水平升高。

4.自主功能障碍

自主功能障碍很早即引起了学者们的重视。瞬时心率变异及心血管反射研究显示,偏头痛患者存在交感功能低下。24 小时动态心率变异研究提示,偏头痛患者存在交感、副交感功能平衡障碍。也有学者报道偏头痛患者存在瞳孔直径不均,提示这部分患者存在自主功能异常。有人认为在偏头痛患者中的猝死现象可能与自主功能障碍有关。

5.偏头痛的家族聚集性及基因研究

偏头痛患者具有肯定的家族聚集性倾向。遗传因素最明显,研究较多的是家族性偏瘫型偏头痛及基底型偏头痛。有先兆偏头痛比无先兆偏头痛具有更高的家族聚集性。有先兆偏头痛和偏瘫发作可在同一个体交替出现,并可同时出现于家族中,基于此,学者们认为家族性偏瘫型偏头痛和非复杂性偏头痛可能具有相同的病理生理和病因。Baloh 等报告了数个家族,其家族中多个成员出现偏头痛性质的头痛,并有眩晕发作或原发性眼震,有的晚年继发进行性周围性前庭功能丧失,有的家族成员发病年龄趋于一致,如均于 25 岁前出现发作症状。

有报告,偏瘫型偏头痛家族基因缺陷与 19 号染色体标志点有关,但也有发现提示有的偏瘫型偏头痛家族与 19 号染色体无关,提示家族性偏瘫型偏头痛存在基因的变异。与 19 号染色体有关的家族性偏瘫型偏头痛患者出现发作性意识障碍的频度较高,这提示在各种与 19 号染色体有关的偏头痛发作的外部诱发阈值较低是由遗传决定的。Ophoff 报告 34 例与 19 号染色体有关的家族性偏瘫型偏头痛家族,在电压闸门性钙通道 α_1 亚单位基因代码功能区域存在 4 种不同的错义突变。

有一种伴有发作间期眼震的家族性发作性共济失调,其特征是共济失调。眩晕伴以发作间期眼震,为显性遗传性神经功能障碍,这类患者约有 50% 出现无先兆偏头痛,临床症状与家族性偏瘫型偏头痛有重叠,二者亦均与基底型偏头痛的典型状态有关,且均可有原发性眼震及进行性共济失调。Ophoff 报告了 2 例伴有发作间期眼震的家族性共济失调家族,存在 19 号染色体电压依赖性钙通道基因的突变,这与在家族性偏瘫型偏头痛所探测到的一样。所不同的是其阅读框架被打断,并产生一种截断的 α_1 亚单位,这导致正常情况下可在小脑内大量表达的钙通道密度的减少,由此可能解释其发作性及进行性加重的共济失调。同样的错义突变如何导致家族性偏瘫型偏头痛中的偏瘫发作机制尚不明确。

Baloh 报告了三个伴有双侧前庭病变的家族性偏头痛家族。家族中多个成员经历偏头痛性头痛、眩晕发作(数分钟),晚年继发前庭功能丧失,晚期,当眩晕发作停止,由于双侧前庭功能丧失导致平衡障碍及走路摆动。

6.血管痉挛学说

颅外血管扩张可伴有典型的偏头痛性头痛发作。偏头痛患者是否存在颅内血管的痉挛尚有争议。以往认为偏头痛的视觉先兆是由血管痉挛引起的,现在有确切的证据表明,这种先兆是由于皮层神经元活动由枕叶向额叶的扩布抑制(3 mm/min)造成的。血管痉挛更像是视网膜性偏头痛的始动原因,一些患者经历短暂的单眼失明,于发作期检查,可发现视网膜动脉的痉挛。另外,这些患者对抗血管痉挛剂有反应。与偏头痛相关的听力丧失和(或)眩晕可基于内听动脉耳蜗和(或)前庭分支的血管痉挛来解释。血管痉挛可导致内淋巴管或囊的缺血性损害,引起淋巴液循环损害,并最终发展成为水肿。经颅多普勒(TCD)脑血流速度测定发现,不论是在偏头痛发作期还是发作间期,均存在血流速度的加快,提示这部分患者颅内血管紧张度升高。

7.离子通道障碍

很多偏头痛综合征所共有的临床特征与遗传性离子通道障碍有关。偏头痛患者内耳存在局部细胞外钾的积聚。当钙进入神经元时钾退出。因为内耳的离子通道在维持富含钾的内淋巴和神经元兴奋功能方面是至关重要的,脑和内耳离子通道的缺陷可导致可逆性毛细胞除极和前庭症状。偏头痛中的头痛则是继发现象,这是细胞外钾浓度增加的结果。偏头痛综合征的很多诱发因素,包括紧张、月经,可能是激素对有缺陷的钙通道影响的结果。

8.其他学说

有人发现偏头痛于发作期存在血小板自发聚集和黏度增加。另有人发现偏头痛患者存在 TXA_2、PGI_2 平衡障碍、P 物质及神经激肽的改变。

二、临床表现

(一)偏头痛发作

Saper 在描述偏头痛发作时将其分为五期来叙述。需要指出的是,这五期并非每次发作所必备的,有的患者可能只表现其中的数期,大多数患者的发作表现为两期或两期以上,部分患者仅表现其中的一期。另一方面,每期特征可以存在很大不同,同一个体的发作也可不同。

1.前驱期

60%的偏头痛患者在头痛开始前数小时至数天出现前驱症状。前驱症状并非先兆,不论是有先兆偏头痛还是无先兆偏头痛均可出现前驱症状。可表现为精神、心理改变,如精神抑郁、疲乏无力、懒散、昏昏欲睡,也可情绪激动,易激惹、焦虑、心烦或欣快感等。尚可表现为自主神经症状,如面色苍白、发冷、厌食或明显的饥饿感、口渴、尿少、尿频、排尿费力、打哈欠、颈项发硬、恶心、肠蠕动增加、腹痛、腹泻、心慌、气短、心率加快,对气味过度敏感等,不同患者前驱症状具有很大的差异,但每例患者每次发作的前驱症状具有相对稳定性。这些前驱症状可在前驱期出现,也可于头痛发作中、甚至持续到头痛发作后成为后续症状。

2.先兆

约有 20%的偏头痛患者出现先兆症状。先兆多为局灶性神经症状,偶为全面性神经功能障碍。典型的先兆应符合下列 4 条特征中的 3 条,即:重复出现,逐渐发展、持续时间不多于 1 小时,并跟随出现头痛。大多数病例先兆持续 5~20 分钟。极少数情况下先兆可突然发作,也有的患者于头痛期间出现先兆性症状,尚有伴迁延性先兆的偏头痛,其先兆不仅始于头痛之前,尚可持续到头痛后数小时至 7 天。

先兆可为视觉性的、运动性的、感觉性的,也可表现为脑干或小脑性功能障碍。最常见的先兆为视觉性先兆,约占先兆的 90%。如闪电、暗点、单眼黑蒙、双眼黑蒙、视物变形、视野外空白等。闪光可为锯齿样或闪电样闪光、城垛样闪光。视网膜动脉型偏头痛患者眼底可见视网膜水肿,偶可见樱红色黄斑。仅次于视觉现象的常见先兆为麻痹。典型的是影响一侧手和面部,也可出现偏瘫。如果优势半球受累,可出现失语。数十分钟后出现对侧或同侧头痛,多在儿童期发病。这称为偏瘫型偏头痛。偏瘫型偏头痛患者的局灶性体征可持续 7 天以上,甚至在影像学上发现脑梗死。偏头痛伴迁延性先兆和偏头痛性偏瘫以前曾被划入"复杂性偏头痛"。偏头痛反复发作后出现眼球运动障碍称为眼肌瘫痪型偏头痛。多为动眼神经麻痹所致,其次为滑车神经和展神经麻痹。多有无先兆偏头痛病史,反复发作者麻痹可经久不愈。如果先兆涉及脑干或小脑,则这种状况被称为基底型偏头痛,又称基底动脉型偏头痛。可出现头昏、眩晕、耳鸣、听力障碍、共济失调、复视,视觉症状包括闪光、暗点、黑蒙、视野缺损、视物变形。双侧损害可出现意识抑制,后者尤见于儿童。尚可出现感觉迟钝,偏侧感觉障碍等。

偏头痛先兆可不伴头痛出现,称为偏头痛等位症。多见于儿童偏头痛。有时见于中年以后,先兆可为偏头痛发作的主要临床表现而头痛很轻或无头痛。也可与头痛发作交替出现,可表现为闪光、暗点、腹痛、腹泻、恶心、呕吐、复发性眩晕、偏瘫、偏身麻木及精神心理改变。如儿童良性发作性眩晕、前庭性美尼尔氏病、成人良性复发性眩晕。有跟踪研究显示,为数不少的以往诊断为美尼尔氏病的患者,其症状大多数与偏头痛有关。有报告描述了一组成人良性复发性眩晕患者,年龄在 7~55 岁,晨起发病症状表现为反复发作的头晕、恶心、呕吐及大汗,持续数分钟至 4 天。发作始期及末期表现为位置性眩晕,发作期间无听觉症状。发作间期几乎所有患者均无症状,这些患者眩晕发作与偏头痛有着几个共同的特征,包括服用可因乙醇、睡眠不足、情绪紧张等,女性多发,常见于经期。

3.头痛

头痛可出现于围绕头或颈部的任何部位,可位于颞侧、额部、眶部。多为单侧痛,也可为双侧痛,甚至发展为全头痛,其中单侧痛者约占 2/3。头痛性质往往为搏动性痛,但也有的患者描述为钻痛。疼痛程度往往为中、重度痛,甚至难以忍受。往往是晨起后发病,逐渐发展,达高峰后逐渐缓解。也有的患者于下午或晚上起病,成人头痛大多历时 4 小时至 3 天,而儿童头痛多历时 2 小时至 2 天。尚有持续时间更长者,可持续数周。有人将发作持续 3 天以上的偏头痛称为偏头痛持续状态。

头痛期间不少患者伴随出现恶心、呕吐、视物不清、畏光、畏声等,喜独居。恶心为最常见伴随症状,达一半以上,且常为中、重度恶心。恶心可先于头痛发作,也可于头痛发作中或发作后出现。近一半的患者出现呕吐,有些患者的经验是呕吐后发作即明显缓解。其他自主功能障碍也可出现,如尿频、排尿障碍、鼻塞、心慌、高血压、低血压,甚至可出现心律失常。发作累及脑干或小脑者可出现眩晕、共济失调、复视、听力下降、耳鸣、意识障碍。

4.头痛终末期

此期为头痛开始减轻至最终停止这一阶段。

5.后续症状期

为数不少的患者于头痛缓解后出现一系列后续症状。表现怠倦、困顿、昏昏欲睡。有的感到精疲力竭、饥饿感或厌食、多尿、头皮压痛、肌肉酸痛。也可出现精神心理改变,如烦躁、易怒、心境高涨或情绪低落、少语、少动等。

(二)儿童偏头痛

儿童偏头痛是儿童期头痛的常见类型。儿童偏头痛与成人偏头痛在一些方面有所不同。性别方面,发生于青春期以前的偏头痛,男女患者比例大致相等,而成人期偏头痛,女性比例大大增加,约为男性的 3 倍。

儿童偏头痛的诱发及加重因素有很多与成人偏头痛一致,如劳累和情绪紧张可诱发或加重头痛,为数不少的儿童可因运动而诱发头痛,儿童偏头痛患者可有睡眠障碍,而上呼吸道感染及其他发热性疾病在儿童比成人更易使头痛加重。

在症状方面,儿童偏头痛与成人偏头痛亦有区别。儿童偏头痛持续时间常较成人短。偏瘫型偏头痛多在儿童期发病,成年期停止,偏瘫发作可从一侧到另一侧,这种类型的偏头痛常较难控制。反复的偏瘫发作可造成永久性神经功能缺损,并可出现病理征,也可造成认知障碍。基底动脉型偏头痛,在儿童也比成人常见,表现闪光、暗点、视物模糊、视野缺损,也可出现脑干、小脑及耳症状,如眩晕、耳鸣、耳聋、眼球震颤。在儿童出现意识恍惚者比成人多,尚可出现跌倒发作。有些偏头痛儿童尚可仅出现反复发作性眩晕,而无头痛发作。一个平时表现完全正常的儿童可突然恐惧、大叫、面色苍白、大汗、步态蹒跚、眩晕、旋转感,并出现眼球震颤,数分钟后可完全缓解,恢复如常,称之为儿童良性发作性眩晕,属于一种偏头痛等位症。这种眩晕发作典型的始于 4 岁以前,可每天数次发作,其后发作次数逐渐减少,多数于 8 岁以后不再发作。与成人不同,儿童偏头痛的前驱症状常为腹痛,有时可无偏头痛发作而代之以腹痛、恶心、呕吐、腹泻,称为腹型偏头痛等位症。在偏头痛的伴随症状中,儿童偏头痛出现呕吐较成人更加常见。

儿童偏头痛的预后较成人偏头痛好。6 年后约有 1/2 的儿童不再经历偏头痛,约 1/3 的儿童偏头痛得到改善。而始于青春期以后的成人偏头痛常持续几十年。

三、诊断与鉴别诊断

(一)诊断

偏头痛的诊断应根据详细的病史做出,特别需要注意的是头痛的性质及相关的症状。如头痛的部位、性质、持续时间、疼痛严重程度、伴随症状及体征、既往发作的病史、诱发或加重因素等。

对于偏头痛患者应进行细致的一般内科查体及神经科检查,以除外症状与偏头痛有重叠、类似或同时存在的情况。诊断偏头痛虽然没有特异性的实验室指标,但有时给予患者必要的实验室检查非常重要,如血、尿、脑脊液及影像学检查,以排除器质性病变。特别是中年或老年期出现的头痛,更应排除器质性病变。当出现严重的先兆或先兆时间延长时,有学者建议行颅脑 CT 或 MRI 检查。也有学者提议当偏头痛发作每月超过 2 次时,应警惕偏头痛的原因。

国际头痛协会(IHS)头痛分类委员会于 1962 年制定了一套头痛分类和诊断标准,这个旧的分类与诊断标准在世界范围内应用了 20 余年,至今我国尚有部分学术专著仍在沿用或参考这个分类。1988 年国际头痛协会头痛分类委员会制定了新的关于头痛、脑神经痛及面部痛的分类和诊断标准。目前临床及科研多采用这个标准。本标准将头痛分为 13 个主要类型,包括了总数 129 个头痛亚型。其中常见的头痛类型为偏头痛、紧张性头痛、丛集性头痛和慢性发作性偏头痛,而偏头痛又被分为 7 个亚型(表 2-1～表 2-4)。这 7 个亚型中,最主要的两个亚型是无先兆偏头痛和有先兆偏头痛,其中最常见的是无先兆偏头痛。

国际头痛协会的诊断标准为偏头痛的诊断提供了一个可靠的、可量化的诊断标准,对于临床和科研的意义是显而易见的,有学者特别提到其对于临床试验及流行病学调查有重要意义。但临床上有时遇到患者并不能完全符合这个标准,对这种情况学者们建议随访及复查,以确定诊断。

表 2-1　偏头痛分类

无先兆偏头痛

有先兆偏头痛

　　偏头痛伴典型先兆

　　偏头痛伴迁延性先兆

　　家族性偏瘫型偏头痛

　　基底动脉型偏头痛

　　偏头痛伴急性先兆发作

眼肌瘫痪型偏头痛

视网膜型偏头痛

可能为偏头痛前驱或与偏头痛相关联的儿童期综合征

　　儿童良性发作性眩晕

　　儿童交替性偏瘫

偏头痛并发症

　　偏头痛持续状态

　　偏头痛性偏瘫

不符合上述标准的偏头痛性障碍

表 2-2　国际头痛协会关于无先兆偏头痛的定义

无先兆偏头痛

诊断标准：

1.至少 5 次发作符合第 2～4 项标准

2.头痛持续 4～72 小时(未治疗或没有成功治疗)

3.头痛至少具备下列特征中的 2 条

　　(1)位于单侧

　　(2)搏动性质

　　(3)中度或重度(妨碍或不敢从事每天活动)

　　(4)因上楼梯或类似的日常体力活动而加重

4.头痛期间至少具备下列 1 条

　　(1)恶心和(或)呕吐

　　(2)畏光和畏声

5.至少具备下列 1 条

　　(1)病史、体格检查和神经科检查不提示器质性障碍

　　(2)病史和(或)体格检查和(或)神经检查确实提示这种障碍(器质性障碍),但被适当的观察所排除

　　(3)这种障碍存在,但偏头痛发作并非在与这种障碍有密切的时间关系上首次出现

表 2-3　国际头痛协会关于有先兆偏头痛的定义

有先兆偏头痛

先前用过的术语:经典型偏头痛,典型偏头痛;眼肌瘫痪型、偏身麻木型、偏瘫型、失语型偏头痛

诊断标准:

1.至少 2 次发作符合第 2 项标准

2.至少符合下列 4 条特征中的 3 条

　　(1)一个或一个以上提示局灶大脑皮质或脑干功能障碍的完全可逆性先兆症状

　　(2)至少一个先兆症状逐渐发展超过 4 分钟,或 2 个及 2 个以上的症状接着发生

　　(3)先兆症状持续时间不超过 60 分钟,如果出现 1 个以上先兆症状,持续时间可相应增加

　　(4)继先兆出现的头痛间隔期在 60 分钟之内(头痛尚可在先兆前或与先兆同时开始)

3.至少具备下列 1 条

　　(1)病史:体格检查及神经科检查不提示器质性障碍

　　(2)病史和(或)体格检查和(或)神经科检查确实提示这种障碍,但通过适当的观察被排除

　　(3)这种障碍存在,但偏头痛发作并非在与这种障碍有密切的时间关系上首次出现

有典型先兆的偏头痛

诊断标准:

1.符合有先兆偏头痛诊断标准,包括第 2 项全部 4 条标准

2.有 1 条或 1 条以上下列类型的先兆症状

　　(1)视觉障碍

　　(2)单侧偏身感觉障碍和(或)麻木

　　(3)单侧力弱

　　(4)失语或非典型言语困难

表 2-4　国际头痛协会关于儿童偏头痛的定义

1.至少 5 次发作符合第(1)、(2)项标准

　　每次头痛发作持续 2～48 小时

　　头痛至少具备下列特征中的 2 条

　　(1)位于单侧

　　(2)搏动性质

　　(3)中度或重度

　　(4)可因常规的体育活动而加重

2.头痛期间内至少具备下列 1 条

　　恶心和(或)呕吐

　　畏光和畏声

由于国际头痛协会的诊断标准掌握起来比较复杂,为了便于临床应用,国际上一些知名的学者一直在探讨一种简单化的诊断标准。其中 Solomon 介绍了一套简单标准,符合这个标准的患者 99% 符合国际头痛协会关于无先兆偏头痛的诊断标准。这套标准较易掌握,供参考:

(1)具备下列 4 条特征中的任何 2 条,即可诊断为无先兆偏头痛:①疼痛位于单侧;②搏动性痛;③恶心;④畏光或畏声。

(2)另有 2 条附加说明:①首次发作者不应诊断;②应无器质性疾病的证据。

在临床工作中尚能遇到患者有时表现为紧张性头痛,有时表现为偏头痛性质的头痛,为此有学者查阅了国际上一些临床研究文献后得到的答案是,紧张性头痛和偏头痛并非是截然分开的,其临床上确实存在着重叠,故有学者提出二者可能是一个连续的统一体。有时遇到有先兆偏头痛患者可表现为无先兆偏头痛,同样,学者们认为二型之间既可能有不同的病理生理,又可能是一个连续的统一体。

(二)鉴别诊断

偏头痛应与下列疼痛相鉴别。

1.紧张性头痛

紧张性头痛又称肌收缩性头痛。其临床特点:头痛部位较弥散,可位于前额、双颞、顶、枕及颈部。头痛性质常呈钝痛,头部压迫感、紧箍感,患者常述犹如戴着一个帽子。头痛常呈持续性,可时轻时重。多有头皮、颈部压痛点,按摩头颈部可使头痛缓解,多有额、颈部肌肉紧张。多少伴有恶心、呕吐。

2.丛集性头痛

丛集性头痛又称组胺性头痛、Horton 综合征。表现为一系列密集的、短暂的、严重的单侧钻痛。与偏头痛不同,头痛部位多局限并固定于一侧眶部、球后和额颞部。发病时间常在夜间,并使患者痛醒。发病时间固定,起病突然而无先兆,开始可为一侧鼻部烧灼感或球后压迫感,继之出现特定部位的疼痛,常疼痛难忍,并出现面部潮红,结膜充血、流泪、流涕、鼻塞。为数不少的患者出现霍纳综合征,可出现畏光,不伴恶心、呕吐。诱因可为发作群集期饮酒、兴奋或服用扩血管药引起。发病年龄常较偏头痛晚,平均 25 岁,男女之比约 4:1。罕见家族史。治疗包括:非甾体抗炎药;激素治疗;睾丸素治疗;吸氧疗法(国外介绍为100% 氧,8~10 L/min,共 10~15 分钟,仅供参考);麦角胺咖啡因或双氢麦角碱睡前应用,对夜间头痛特别有效;碳酸锂疗效尚有争议,但多数介绍其有效,但中毒剂量有时与治疗剂量很接近,曾有老年患者(精神患者)服一片致昏迷者,建议有条件者监测血锂水平,不良反应有胃肠道症状、肾功能改变、内分泌改变、震颤、眼球震颤、抽搐等;其他药物尚有钙通道阻滞剂、舒马曲坦等。

3.痛性眼肌麻痹

痛性眼肌麻痹,又称 Tolosa-Hunt 综合征,是一种以头痛和眼肌麻痹为特征,涉及特发性眼眶和海绵窦的炎性疾病。病因可为颅内颈内动脉的非特异性炎症,也可能涉及海绵窦。常表现为球后及眶周的顽固性胀痛、刺痛,数天或数周后出现复视,并可有第Ⅲ、Ⅳ、Ⅵ对脑神经受累表现,间隔数月数年后复发,需行血管造影以排除颈内动脉瘤。皮质类固醇治疗有效。

4.颅内占位所致头痛

占位早期,头痛可为间断性头痛或晨起加重,但随着病情的发展,多成为持续性头痛或进行性加重,可出现颅内高压的症状与体征,如头痛、恶心、呕吐、视盘水肿,并可出现局灶症状与体征,如精神改变。偏瘫、失语、偏身感觉障碍、抽搐、偏盲、共济失调、眼球震颤等,典型者鉴别不难。但需注意,也有表现为十几年的偏头痛,最后被确诊为巨大血管瘤者。

四、防治

(一)一般原则

偏头痛的治疗策略包括两个方面:对症治疗及预防性治疗。对症治疗的目的在于消除、抑制或减轻疼痛及伴随症状。预防性治疗用来减少头痛发作的频度及减轻头痛严重性。对偏头痛患者是单用对症治疗还是同时采取对症治疗及预防性治疗,要具体分析。一般说来,如果头痛发作频度较小,疼痛程度较轻,持续时间较短,可考虑单纯选用对症治疗。如果头痛发作频度较大,疼痛程度较重,持续时间较长,对工作、学习、生活影响较明显,则在给予对症治疗的同时,给予适当的预防性治疗。总之,既要考虑到疼痛对患者的影响,又要考虑到药物不良反应对患者的影响,有时还要参考患者个人的意见。Saper 的建议是每周发作 2 次以下者单独给予药物性对症治疗,而发作频繁者应给予预防性治疗。

不论是对症治疗还是预防性治疗均包括两个方面,即药物干预及非药物干预。

非药物干预方面,强调患者自助。嘱患者详细记录前驱症状、头痛发作与持续时间及伴随症状,找出头痛诱发及缓解的因素,并尽可能避免。如避免某些食物,保持规律的作息时间、规律饮食。不论是在工作日,还是周末抑或假期,坚持这些方案对于减轻头痛发作非常重要,接受这些建议对 30% 患者有帮助。另有人倡导有规律的锻炼,如长跑等,可有效地减少头痛发作。认知和行为治疗,如生物反馈治疗等,已被证明有效,另有患者于头痛时进行痛点压迫,于凉爽、安静、暗淡的环境中独处,或以冰块冷敷均有一定效果。

(二)药物对症治疗

偏头痛对症治疗可选用非特异性药物治疗,包括简单的止痛药、非甾体抗炎药及麻醉剂。对于轻、中度头痛,简单的镇痛药及非甾体抗炎药常可缓解头痛的发作。常用的药物有脑清片、对乙酰氨基酚、阿司匹林、萘普生、吲哚美辛、布洛芬、罗通定等。麻醉药的应用是严格限制的,Saper 提议主要用于严重发作,其他治疗不能缓解,或对偏头痛特异性治疗有禁忌或不能忍受的情况下应用。偏头痛特异性 5-HT 受体拮抗剂主要用于中、重度偏头痛。偏头痛特异性 5-HT 受体拮抗剂结合简单的止痛剂,大多数头痛可得到有效的治疗。

5-HT 受体拮抗剂治疗偏头痛的疗效是肯定的。麦角胺咖啡因既能抑制去甲肾上腺素的再摄取,又能拮抗其与 β 肾上腺素受体的结合,于先兆期或头痛开始后服用 1 片,常可使头痛发作终止或减轻。若效不显,于数小时后加服 1 片,每天不超过 4 片,每周用量不超过 10 片。该药缺点是不良反应较多,并且有成瘾性,有时剂量会越来越大。常见不良反应为消化道症状、心血管症状,如恶心、呕吐、胸闷、气短等。孕妇、心肌缺血患者、高血压患者、肝肾疾病患者等忌用。

酒石酸麦角胺、舒马普坦和双氢麦角碱为偏头痛特异性药物,均为 5-HT 受体拮抗剂。这些药物作用于中枢神经系统和三叉神经中受体介导的神经通路,通过阻断神经源性炎症而起到抗偏头痛作用。

酒石酸麦角胺主要用于中、重度偏头痛,特别是当简单的镇痛治疗效果不足或不能耐受时。其有多项作用:既是 $5-HT_{1A}$、$5-HT_{1B}$、$5-HT_{1D}$ 和 $5-HT_{1F}$ 受体拮抗剂,又是 α-肾上腺素受体拮抗剂,通过刺激动脉平滑肌细胞 5-HT 受体而产生血管收缩作用;它可收缩静脉容量性血管、抑制交感神经末端去甲肾上腺素再摄取。作为 $5-HT_1$ 受体拮抗剂,它可抑制三叉神经血管系统神经源性炎症,其抗偏头痛活性中最基础的机制可能在此,而非其血管收缩作用。其对中枢神经递质的作用对缓解偏头痛发作亦是重要的。给药途径有口服、舌下及直肠给药。生物利用度与给药途径关系密切。口服及舌下含化吸收不稳定,直肠给药起效快,吸收可靠。为了减少过多应用导致麦角胺依赖性或反跳性头痛,一般每周应用不超过 2 次,应避免大剂量连续用药。

Saper 总结酒石酸麦角胺在下列情况下慎用或禁用:年龄 55～60 岁(相对禁忌);妊娠或哺乳;心动过缓(中至重度);心室疾病(中至重度);胶原-肌肉病;心

肌炎;冠心病,包括血管痉挛性心绞痛;高血压(中至重度);肝、肾损害(中至重度);感染或高热/败血症;消化性溃疡性疾病;周围血管病;严重瘙痒。另外,该药可加重偏头痛造成的恶心、呕吐。

舒马曲坦亦适用于中、重度偏头痛发作。作用于神经血管系统和中枢神经系统,通过抑制或减轻神经源性炎症而发挥作用。曾有人称舒马曲坦为偏头痛治疗的里程碑。皮下用药 2 小时,约 80% 的急性偏头痛有效。尽管 24~48 小时内 40% 的患者重新出现头痛,这时给予第 2 剂仍可达到同样的有效率。口服制剂的疗效稍低于皮下给药,起效亦稍慢,通常在 4 小时内起效。皮下用药后 4 小时给予口吸制剂不能预防再出现头痛,但对皮下用药后 24 小时内出现的头痛有效。

舒马曲坦具有良好的耐受性,其不良反应通常较轻和短暂,持续时间常在 45 分钟以内。不良反应包括注射部位疼痛、耳鸣、面红、烧灼感、热感、头昏、体重增加、颈痛及发音困难。少数患者于首剂时出现非心源性胸部压迫感,仅有很少患者于后续用药时再出现这些症状。罕见引起与其相关的心肌缺血。

Saper 总结应用舒马曲坦注意事项及禁忌证:年龄超过 55 岁(相对禁忌证);妊娠或哺乳;缺血性心肌病(心绞痛、心肌梗死病史、记录到的无症状性缺血);不稳定型心绞痛;高血压(未控制);基底型或偏瘫型偏头痛;未识别的冠心病(绝经期妇女,男性年龄>40 岁,心脏病危险因素如高血压、高脂血症、肥胖、糖尿病、严重吸烟及强阳性家族史);肝肾功能损害(重度);同时应用单胺氧化酶抑制剂或单胺氧化酶抑制剂治疗终止后 2 周内;同时应用含麦角胺或麦角类制剂(24 小时内),首次剂量可能需要在医师监护下应用。

酒石酸双氢麦角胺的效果超过酒石酸麦角胺。大多数患者起效迅速,在中、重度发作特别有用,也可用于难治性偏头痛。与酒石酸麦角胺有共同的机制,但其动脉血管收缩作用较弱,有选择性收缩静脉血管的特性,可静脉注射、肌内注射及鼻腔吸入。静脉注射途径给药起效迅速。肌内注射生物利用度达 100%。鼻腔吸入的绝对生物利用度 40%,应用酒石酸双氢麦角胺后再出现头痛的频率较其他现有的抗偏头痛剂小,这可能与其半衰期长有关。

酒石酸双氢麦角胺较酒石酸麦角胺具有较好的耐受性、恶心和呕吐的发生率及程度非常低,静脉注射最高,肌内注射及鼻吸入给药低。极少成瘾和引起反跳性头痛。通常的不良反应包括胸痛、轻度肌痛、短暂的血压上升。不应给予有血管痉挛反应倾向的患者,包括已知的周围性动脉疾病,冠状动脉疾病(特别是不稳定性心绞痛或血管痉挛性心绞痛)或未控制的高血压。注意事项和禁忌证同酒石酸麦角胺。

(三)药物预防性治疗

偏头痛的预防性治疗应个体化,特别是剂量的个体化。可根据患者体重,一般身体情况、既往用药体验等选择初始剂量,逐渐加量。若无明显不良反应,可连续用药 2~3 天,无效时再用其他药物。

1.抗组织胺药物

苯噻啶为一有效的偏头痛预防性药物。可每天 2 次,每次 0.5 mg 起,逐渐加量,一般可增加至每天 3 次,每次 1.0 mg,最大量不超过 6 mg/d。不良反应为嗜睡、头昏、体重增加等。

2.钙通道阻滞剂

氟桂利嗪,每晚 1 次,每次 5~10 mg,不良反应有嗜睡、锥体外系反应、体重增加、抑郁等。

3.β 受体阻滞剂

普萘洛尔,开始剂量 3 次/天,每次 10 mg,逐渐增加至 60 mg/d,也有介绍 120 mg/d,心率<60 次/分钟者停用。哮喘、严重房室传导阻滞者禁用。

4.抗抑郁剂

阿米替林每天 3 次,每次 25 mg,逐渐加量。可有嗜睡等不良反应,加量后不良反应明显。氟西汀(我国商品名百优解)每片 20 mg,每晨 1 片,饭后服,该药初始剂量及有效剂量相同,服用方便,不良反应有睡眠障碍、胃肠道症状等,常较轻。

5.其他

非甾体抗炎药,如萘普生;抗惊厥药,如卡马西平、丙戊酸钠等;舒必剂、硫必利;中医中药(辨证施治、辨经施治、成方加减、中成药)等皆可试用。

(四)关于特殊类型偏头痛

与偏头痛相关的先兆是否需要治疗及如何治疗,目前尚无定论。通常先兆为自限性的、短暂的,大多数患者于治疗尚未发挥作用时可自行缓解。如果患者经历复发性、严重的、明显的先兆,考虑舌下含化尼非地平,但头痛有可能加重,且疗效亦不肯定。给予舒马曲坦及酒石酸麦角胺的疗效亦尚处观察之中。

(五)关于难治性、严重偏头痛性头痛

这类头痛主要涉及偏头痛持续状态,头痛常不能为一般的门诊治疗所缓解。患者除持续的进展性头痛外尚有一系列生理及情感症状,如恶心、呕吐、腹泻、脱

水、抑郁、绝望,甚至自杀倾向。用药过度及反跳性依赖、戒断症状常促发这些障碍。这类患者常需收入急症室观察或住院,以纠正患者存在的生理障碍,如脱水等;排除伴随偏头痛出现的严重的神经内科或内科疾病;治疗纠正药物依赖;预防患者于家中自杀等。应注意患者的生命体征,可做心电图检查。药物可选用酒石酸双氢麦角胺、舒马曲坦、鸦片类及止吐药,必要时亦可谨慎给予氯丙嗪等。可选用非肠道途径给药,如静脉或肌内注射给药。一旦发作控制,可逐渐加入预防性药物治疗。

(六)关于妊娠妇女的治疗

Schulman 建议给予地美罗注射剂或片剂,并应限制剂量。还可应用泼尼松,其不易穿过胎盘,在妊娠早期不损害胎儿,但不宜应用太频。若欲怀孕,最好尽最大可能不用预防性药物并避免应用麦角类制剂。

(七)关于儿童偏头痛

儿童偏头痛用药的选择与成人有很多重叠,如止痛药物、钙通道阻滞剂、抗组织胺药物等,但也有人质疑酒石酸麦角胺药物的疗效。如能确诊,重要的是对儿童及其家长进行安慰,使其对本病有一个全面的认识,以缓解由此带来的焦虑,对治疗当属有益。

五、护理

(一)护理评估

1.健康史

(1)头痛的部位、性质和程度:询问是全头疼还是局部头疼;是搏动性头疼还是胀痛、钻痛;是轻微痛、剧烈痛还是无法忍受的疼痛。偏头疼常描述为双侧颞部的搏动性疼痛。

(2)头疼的规律:询问头疼发病的急缓,是持续性还是发作性,起始与持续时间,发作频率,激发或缓解的因素,与季节、气候、体位、饮食、情绪、睡眠、疲劳等的关系。

(3)有无先兆及伴发症状:如头晕、恶心、呕吐、面色苍白、潮红、视物不清、闪光、畏光、复视、耳鸣、失语、偏瘫、嗜睡、发热、晕厥等。典型偏头疼发作常有视觉先兆和伴有恶心、呕吐、畏光。

(4)既往史与心理社会状况:询问患者的情绪、睡眠、职业情况以及服药史,了解头疼对日常生活、工作和社交的影响,患者是否因长期反复头疼而出现恐惧、忧郁或焦虑心理。大部分偏头疼患者有家族史。

2.身体状况

检查意识是否清楚,瞳孔是否等大等圆、对光反射是否灵敏;体温、脉搏、呼吸、血压是否正常;面部表情是否痛苦,精神状态怎样;眼睑是否下垂、有无脑膜刺激征。

3.主要护理问题及相关因素

(1)偏头疼:与发作性神经血管功能障碍有关。

(2)焦虑:与偏头疼长期、反复发作有关。

(3)睡眠形态紊乱:与头疼长期反复发作和(或)焦虑等情绪改变有关。

(二)护理措施

1.避免诱因

告知患者可能诱发或加重头疼的因素,如情绪紧张、进食某些食物、饮酒、月经来潮、用力性动作等;保持环境安静、舒适、光线柔和。

2.指导减轻头疼的方法

如指导患者缓慢深呼吸,听音乐、练气功、生物反馈治疗,引导式想象,冷、热敷以及理疗、按摩、指压止痛法等。

3.用药护理

告知止痛药物的作用与不良反应,让患者了解药物依赖性或成瘾性的特点,如大量使用止痛剂和滥用麦角胺咖啡因可致药物依赖。指导患者遵医嘱正确服药。

第六节 多发性肌炎

一、概述

多发性肌炎是以四肢近端肌肉受累为主要表现的获得性肌肉疾病,它和皮肌炎、散发性包涵体肌炎、免疫介导坏死性肌病等同属特发性炎性肌病。欧美报道特发性炎性肌病的年发病率约为1/10万,其中多发性肌炎最为少见,但日本的报道则以多发性肌炎最为多见,我国各类特发性炎症性肌病发病率不详,但其中多发性肌炎并非最少。

多发性肌炎的病因和发病机制目前尚不清楚,根据其特征性的病理改变,即 CD8$^+$T 细胞攻击表达主要组织相容性复合物-Ⅰ(MHC-Ⅰ)的肌纤维,说明其为 T 细胞介导的免疫异常性肌病。

二、诊断

(一)临床表现

多发性肌炎主要见于 18 岁以上的成人,儿童罕见,女性多于男性。疾病呈亚急性或隐匿起病,在数周或数月内进展。最常受累的肌群为颈屈肌及四肢近端肌,表现为平卧位抬头费力、举臂及抬腿困难,远端肌无力相对少见。严重的可累及延髓肌群和呼吸肌,出现构音障碍、吞咽及呼吸困难。多发性肌炎很少累及面肌,通常不累及眼外肌。约 30%的患者有肌肉疼痛。

多发性肌炎除骨骼肌受累外,尚可有疲乏、发热和体重下降等全身症状;有关节痛和(或)关节炎等关节表现;有间质性肺炎、胸膜炎等肺部表现;有心律失常、心肌炎等心脏表现;还可有消化道受累和肾脏受累等表现以及周围血管受累的雷诺现象等。骨骼肌外受累较多见于肌炎特异性抗体阳性的患者。多发性肌炎可以伴发于其他自身免疫病,如系统性硬化、红斑狼疮等,称为重叠性肌炎,少数伴肿瘤的称为肿瘤相关性肌炎。多发性肌炎未经治疗通常不会自行好转,其病程大部分为单相,但亦有少部分在治疗好转后复发,总体预后较好。

(二)辅助检查

1.血清肌酶

多发性肌炎活动期血清肌酶(如肌酸激酶、LDH、ALT、AST 等)均升高,其中肌酸激酶最为敏感,可高达正常上限的 5～50 倍,甚至更高。随访肌酸激酶变化可部分反映患者的治疗效果及是否复发,但肌酸激酶的增高程度并不完全与肌无力程度相平行。肌酸激酶改变常先于肌力改变。急性期可出现红细胞沉降率、C 反应蛋白水平升高。

2.自身抗体

特发性炎性肌病的抗体包括肌炎特异性抗体和肌炎相关抗体两大类,前者包括各种抗氨基酰 tRNA 合成酶抗体[组氨酰 tRNA 合成酶(Jo-1)、苏氨酰tRNA 合成酶(PL-7)、丙氨酰 tRNA 合成酶(PL-12)、异亮氨酰 tRNA 合成酶(OJ)、甘氨酰 tRNA 合成酶(EJ)、天冬氨酰 tRNA 合成酶(KS)等]、Mi-2 抗体、信号识别颗粒(SRP)抗体、临床无肌病性皮肌炎(CADM-140)抗体、p155/140 抗体等,后者包括 SS-A 抗体、多发性肌炎-Scl 抗体、核蛋白(U1-RNP)抗体和

Ku 抗体等。

多发性肌炎中抗合成酶抗体阳性率最高,为 29％,其中 Jo-1 抗体阳性率为 21％,临床常有发热、间质性肺炎、关节炎、雷诺现象和"技工手"(手指的侧面、掌面皮肤过度角化、变厚、脱屑、粗糙伴皲裂,类似技术工人的手)等特点,称为抗合成酶综合征。抗合成酶抗体并非多发性肌炎所特有,皮肌炎中阳性率亦高达 20％。

3.肌电图

肌电图显示患者存在活动性肌源性损害,包括:①静息时插入和自发电活动增多,有纤颤电位和正锐波,偶尔有复杂性重复放电;②轻收缩时,运动单位电位时限缩短、波幅降低、多相波百分比增加;③重收缩时,出现低波幅干扰相。常规的神经传导检测通常正常,在严重弥漫肌无力患者中可出现复合动作电位波幅降低。除辅助诊断外,肌电图对于多发性肌炎治疗过程中肌无力加重是源于疾病本身还是药物所致的皮质类固醇肌病具有鉴别价值,若肌电图发现较多的异常自发电活动通常提示疾病本身加重。另外,随病情减轻自发电活动会减少或消失,运动单位电位参数也会随之改善,肌电图表现可以正常。

4.肌肉病理

肌肉病理是多发性肌炎最为重要的诊断和鉴别诊断依据,应在免疫治疗前完成。多发性肌炎的病理结果显示肌源性损害。苏木精-伊红(HE)染色示肌纤维大小不一、散在和(或)灶性分布的肌纤维变性、坏死及再生,肌内膜多发散在和(或)灶性分布的、以淋巴细胞为主的炎性细胞浸润,酸性磷酸酶红染。此外,尚可有一些非特异性改变,如核内移、变性肌纤维氧化酶[琥珀酸脱氢酶(SDH)、还原型辅酶Ⅰ四氮唑还原酶(NADH)、细胞色素氧化酶(COX)]活性局灶性减低,以及提示线粒体异常的少量破碎红纤维,但 HE 染色、改良 Gomori 染色无镶边空泡。单克隆抗体免疫组织化学染色提示炎性细胞大部分为 T 淋巴细胞,其中 CD8$^+$T 细胞具有相对特异性,另外还有部分吞噬细胞。多发性肌炎的特征性病理改变为肌纤维膜有 MHC-Ⅰ异常表达,CD8$^+$T 细胞围绕在形态正常的表达 MHC-I 的肌纤维周围,或侵入和破坏肌纤维。

5.肌肉 MRI

肢体(指大腿和小腿)肌肉 MRI 的短时间反转恢复序列像可见因炎症所致的弥漫或灶性水肿表现 T_1 序列可无异常或异常低信号,T_2 序列为高信号。

6.其他检查

多发性肌炎,特别是肌炎特异性抗体阳性的多发性肌炎常伴随其他脏器受累,所以需要常规进行肺部 CT、心电图和心脏超声等检查。另外,尽管多发性肌炎伴发肿瘤的机会低于皮肌炎,但略高于普通人群,因此,有必要进行肿瘤筛查。

(三)诊断标准

对于多发性肌炎的诊断依据有如下要点:①起病年龄＞18 岁;亚急性或隐匿起病,数周至数月内进展;临床主要表现为对称的肢体无力和颈肌无力,近端重于远端,颈屈肌重于颈伸肌;②血清肌酸激酶升高;③肌电图提示活动性肌源性损害;④肌肉病理提示肌源性损害,肌内膜多发散在和(或)灶性分布的、以淋巴细胞为主的炎性细胞浸润,炎性细胞大部分为 T 细胞,肌纤维膜有 MHC-I 异常表达,CD8$^+$T 细胞围绕在形态正常的表达 MHC-I 的肌纤维周围,或侵入和破坏肌纤维;⑤无皮肌炎的皮疹;无相关药物及毒物接触史;无甲状腺功能异常等内分泌病史;无肌营养不良等家族史;⑥肌肉病理除外常见类型的代谢性肌病和肌营养不良等非炎性肌病。

在临床实践中,对于年龄小于 18 岁、进展过缓、平卧抬头肌力好、肌酸激酶正常、肌电图无异常自发电位(未经激素治疗)、激素反应过快或标准治疗后完全无效的患者,均需要审视多发性肌炎的诊断。

(四)鉴别诊断

1.皮肌炎

皮肌炎通常有典型皮损,如眶周淡紫色水肿、关节伸面的 Gottron 丘疹和 Gottron 征、暴露部位皮疹(V 字征、披肩征)。典型的皮肌炎皮损常先于肌肉症状出现,所以容易鉴别,但对于无皮损的皮肌炎则很容易与多发性肌炎混淆,此时,病理检查是鉴别两者的主要手段,皮肌炎表现为束周萎缩和束周炎性细胞浸润,而多发性肌炎表现为肌束内的炎性细胞浸润。另外,皮肌炎可发生于青少年,而多发性肌炎罕见于 20 岁之前;皮肌炎可以伴关节挛缩、肢体水肿,而通常不伴有多发性肌炎;皮肌炎急性期肌酸激酶可以正常,而多发性肌炎的肌酸激酶总是升高。

2.散发性包涵体肌炎

散发性包涵体肌炎的起病年龄相对较大;起病过程相对缓慢;肌无力分布有其自身特点,即上肢远端特别是屈指和下肢近端尤其以伸膝无力明显,两侧可以不对称;肌酸激酶升高不明显;肌电图除肌源性损害,可以伴神经源性损害;病理除炎性细胞浸润外,可发现镶边空泡。鉴别并不困难。

3.免疫介导坏死性肌病

免疫介导坏死性肌病临床表现与多发性肌炎相似,鉴别关键为肌肉病理。

免疫介导坏死性肌病的病理以坏死为主,罕有炎性细胞浸润。部分免疫介导坏死性肌病患者的血清 SRP 抗体呈阳性,此部分患者通常症状进展较快、肌酸激酶明显升高、可伴体重减轻、肌肉萎缩,吞咽困难和呼吸困难较为多见。

三、治疗

急性期症状严重的患者需要卧床休息,进行肢体的被动运动,症状控制后给予物理治疗,给予高热量、高蛋白饮食,预防肺炎。

(一)糖皮质激素

目前,糖皮质激素仍然是治疗多发性肌炎的首选药物,但用法尚不统一,常用方法为初始泼尼松 1.0~1.5 mg/(kg·d),晨起顿服,维持 4~8 周开始递减,减量速度通常是高剂量时每 1~2 周减 5 mg,至 30 mg/d 以下时每 1~2 个月减 2.5~5.0 mg,根据情况调整减药速度,可减停或小剂量维持。临床缓解并稳定、肌酸激酶基本正常、肌电图无自发电活动时可以考虑停药。激素疗程一般在 2~3 年甚至更长。

对于症状严重的患者,若出现吞咽困难、呼吸困难或同时合并其他脏器受累,如间质性肺炎等,可在口服之前进行甲泼尼龙冲击治疗,剂量为 1 000 mg/d 静脉滴注,每 3~5 天减为对半剂量。至相当于泼尼松的初始口服剂量时,剂量改为口服同前。

为预防长期使用糖皮质激素的不良反应,需要同时补钾、补钙、保护胃黏膜并监测血压、血糖、血脂等。注意糖皮质激素的禁忌证,特别是活动性乙型肝炎等。

使用糖皮质激素后,肌力和肌酶的改变常不平行,因此,观察疗效更重要的是临床肌力的改善。大部分多发性肌炎患者在 3 个月后症状改善,若改善不明显或糖皮质激素无法耐受,则加用或换用免疫抑制剂。

(二)免疫抑制剂

对于糖皮质激素不敏感、耐受差及部分起病即较为严重的患者,可加用或换用免疫抑制剂。

1.硫唑嘌呤

起效时间为 3 个月左右,初始剂量 50 mg/d,1 周后可加至 2 mg/(kg·d)维持,需密切监测患者的血常规和肝功能,特别是用药第 1 个月,建议每周检查 1 次。

2.甲氨蝶呤

起效时间为 1 个月左右,初始剂量是每周 7.5 mg,可每周增加 2.5 mg,一般维持在每周 10～20 mg,同时补充叶酸。由于甲氨蝶呤存在潜在的肺部损害危险,一般不用于伴发间质性肺炎的患者。

3.其他免疫抑制剂

其他免疫抑制剂指环磷酰胺、环孢素 A、他克莫司和吗替麦考酚酯等。环磷酰胺多建议用于伴间质性肺炎的多发性肌炎,一般使用方法为每月 1 次静脉滴注,剂量为 0.8～1.0 g/m² 体表面积,连用 6 个月。

(三)静脉免疫球蛋白(IVIG)

大剂量 IVIG 在治疗皮肌炎的临床试验中被证实明确有效,但在多发性肌炎治疗中的疗效尚不明确,目前,对于较为严重的多发性肌炎患者,临床在使用糖皮质激素同时可以加用 IVIG 治疗。一般剂量为 400 mg/(kg·d),连续 5 天静脉滴注。

四、护理与康复

(一)病情观察

观察患者生命体征、活动与自理能力,了解患者对疾病的认知及心理状态。

(二)饮食护理

给予患者高热量、高蛋白饮食,多进食蔬菜、水果,预防便秘。对于有咽喉肌受累的患者应及时留置胃管,保证机体足够的营养。

(三)休息和活动

症状较轻者进行适度的活动和锻炼,避免剧烈运动与劳累。重症患者应卧床休息,随着疾病好转进行适度康复锻炼。

(四)用药护理

药物治疗以皮质类固醇激素为主,必要时配合使用免疫抑制剂,观察用药后有无消化道溃疡、电解质紊乱、感染等不良反应。

(五)功能锻炼

指导患者进行适度的主被动运动,如屈伸肘、抬双臂、屈膝抬臀、梳头及吞咽等动作,并结合理疗及按摩、推拿等方法,防止肌肉萎缩。

(六)并发症观察

(1)预防误吸:吞咽困难者予以半流质或流质的糊状饮食,指导患者吃东西时集中精力,放松身体,有充分的时间进食,食物应干的、稀的分开吃,要细而且软,分小口吃。

（2）预防呼吸道及肺部感染：指导患者进行有效咳嗽和呼吸功能训练，并发肺部感染者，抬高床头15°～30°，遵医嘱应用抗生素，按时翻身拍背，促进排痰，保持呼吸道通畅。

（3）预防跌倒：进行跌倒评估和宣教，指导患者练习行走时使用助行器或有家属陪护。

（七）心理护理

建立良好的护患关系，根据患者焦虑、绝望等不同的心理状态给以疏导，鼓励患者积极配合治疗。

（八）健康指导

（1）疾病预防：患者要以积极的心态对待疾病，加强营养，增强机体抵抗力。

（2）康复锻炼：鼓励患者参加力所能及的工作和活动，提高生活自理能力。

（3）出院指导：出院时给患者或家属出具出院记录，并向患者、家属详细交代出院后的注意事项。出院后适度锻炼，避免过度疲劳、感染。按医嘱服药，不得自行减药、停药，1个月后门诊复查，复查时需携带化验、检查结果及影像学检查、出院记录等病历资料。酌情调整药量。

（九）家庭护理

（1）复查指导：遵医嘱按时复查，如出现新症状或原有症状加重，及时携带原有病历资料到门诊就诊。

（2）饮食指导：进食高蛋白、高维生素及富含钙、钾的食物，加强营养。

（3）运动指导：指导患者充分休息，活动以不感到疲劳为原则，预防跌倒。

（4）疾病知识指导：增强身体抵抗力，避免受凉感冒。

（5）用药指导：按时按量服药，不随意减量或停药。

第七节　脂质沉积性肌病

一、概述

脂质沉积性肌病（lipid storage myopathy，LSM）是指原发性脂肪代谢途径中的酶或辅基缺陷导致的，以肌纤维内脂肪沉积为主要病理特征的一组肌病。

临床表现为进行性肌肉无力和运动不耐受,病程可有波动性。20 世纪 80 年代初,我国首次报道了 2 例 LSM。随着肌肉活体组织检查(简称活检)病理诊断技术的广泛开展,本病的报道越来越多。国内多个肌病中心的报道显示 LSM 占肌肉活检病例总数的 3‰～9‰,远远高于亚洲邻国日本(仅为 0.5‰)。

LSM 根据病因不同分为:①晚发型多酰基辅酶 A 脱氢酶缺陷(MADD),即戊二酸尿症Ⅱ型;②原发性系统性肉碱缺乏(PCD);③单纯肌病型中性脂肪沉积症(NLSDM);④中性脂肪沉积症伴鱼鳞病(NLSDI)。

我国 LSM 中最为常见的病因是晚发型 MADD,多数患者单用维生素 B_2 治疗有肯定疗效。其次为 NLSDM,目前尚无有效治疗。

PCD 导致的 LSM 在我国罕见,补充肉碱治疗有效。NLSDI 导致的 LSM 在我国未见报道。极少数短链脂酰 CoA 脱氢酶缺陷、中链脂酰 CoA 脱氢酶缺陷和极长链脂酰 CoA 脱氢酶缺陷也可导致脂质沉积性肌病。某些线粒体病如 *TK2* 基因突变、*mtDNA3243* 突变(引起线粒体脑肌病伴乳酸酸中毒及卒中样发作综合征),长期使用糖皮质激素,部分未经治疗的皮肌炎患者也可见继发性肌纤维内脂肪含量增多,这些非原发于脂肪酸代谢途径缺陷导致的肌纤维内脂肪沉积,不属于脂肪沉积性肌病的范畴。

在我国约 90% LSM 的病因为晚发型 MADD。MADD 是一种以反复发作的非酮症或低酮症性低血糖、代谢性酸中毒、轻度高氨血症和脂质沉积性肌病为特征的常染色体隐性遗传的代谢综合征,是由电子转运黄素蛋白(ETFA/B)或电子转运黄素蛋白脱氢酶基因突变所致脂肪酸、支链氨基酸和胆碱代谢障碍导致。MADD 分为新生儿型及晚发型,新生儿型主要表现为代谢综合征和中枢系统受累症状,病情危重,多于新生儿早期死亡。婴幼儿晚发型 MADD 主要表现为间歇性低血糖、高氨血症和代谢性酸中毒等代谢危象,很少有肌肉内脂质沉积。而青少年和成人晚发型 MADD 则多数表现为 LSM 伴或不伴周围神经损害,仅有轻微的一过性代谢紊乱,几乎不累及中枢神经系统。

二、诊断

(一)症状

2～64 岁均可起病,10～40 岁好发,男女比例相当,可有同胞发病。饥饿、寒冷、感染和妊娠等应激状态可为 LSM 发作的诱发因素。起病隐匿,慢性或亚急性病程,呈持续性或波动性肌无力,肌无力症状可有自发缓解。患者多以运动不耐受起病,表现为行走数百米即出现明显疲劳伴肌肉酸痛,休息后可缓解。10%

的患者可有肌肉疼痛或压痛。约 20% 的患者有发作性呕吐或腹泻。部分患者在病情加重期间可能出现横纹肌溶解。一些患者不耐受高脂肪和高蛋白饮食。约 20% 的患者 B 超检查可发现有轻至中度脂肪肝。欧洲晚发型 MADD 患者约半数伴有中枢神经系统受累,表现为发作性脑病。中国晚发型 MADD 患者罕见有中枢神经系统受累的报道。

(二)体征

主要表现为四肢近端、躯干肌和颈伸肌群无力。约 50% 的患者咀嚼肌无力,但无明显晨轻暮重表现。部分患者有不同程度的吞咽困难。轻症患者肌萎缩不明显,重症者可见肢体近端和躯干肌肉萎缩,椎旁肌尤为显著。

(三)诊断依据

(1)隐匿起病,波动性肌无力、肌肉酸痛和运动不耐受,可伴有反复发作的呕吐。

(2)对称性四肢近端和躯干肌受累,颈肌、咀嚼肌受累相对明显,可伴有四肢近端和躯干肌萎缩。维生素 B_2 治疗有显著疗效。

(3)肌肉活检示肌纤维内大量脂肪沉积,且排除线粒体肌病和类固醇肌病等继发性肌肉脂肪沉积。

(4)发作期尿有机酸分析显示戊二酸等多种有机酸的浓度升高;血脂酰肉碱谱分析可见中、长链脂酰肉碱增高,游离肉碱多正常。

(5)基因分析发现出现 *ETFDH* 或 *ETFAB* 基因突变。

三、治疗

(一)治疗

单用维生素 B_2 治疗(30~120 mg/d),1~2 周后临床症状开始有改善,4~6 周后肌力明显恢复,1~3 个月后多数患者体力劳动或运动能力完全恢复正常,少数患者仍不耐受高强度的体力活动。尿有机酸水平随临床症状的改善逐渐恢复正常,血脂酰肉碱水平虽有不同程度下降,但仍有部分患者不能完全恢复到正常水平。伴有脂肪肝的患者复查 B 超可见肝脏恢复正常。有些患者使用大剂量辅酶 Q_{10}(150~3 500 mg/d)治疗也可取得很好的效果。肉碱可作为维生素 B_2 治疗的辅助用药,但并不增加疗效。

(二)预后

经长期随访发现多数患者服用维生素 B_2 3~6 个月后可停药且无复发。少数患者在感染或劳累后可出现肌酸痛无力,给予补充维生素 B_2 后症状可再次缓解。长期服用小剂量维生素 B_2 可避免上述症状复发。

四、护理与康复

(一)病情观察

观察患者的生命体征和肌力变化,若有异常及时通知医师。

(二)饮食护理

为减少脂肪在肌纤维内过多沉积,鼓励患者进食鱼类、肉类、牛奶等低脂、高蛋白饮食,少量多餐。

(三)休息和活动

指导患者进行适度活动与锻炼,避免剧烈运动与劳累,避免饥饿、受寒和长时间运动。

(四)用药护理

糖皮质激素、维生素 B_2 和左卡尼汀已被证明是治疗脂质沉积性肌病的有效药物,用药期间注意观察有无消化道溃疡、夜间兴奋、继发感染等不良反应。

(五)安全护理

患者行走锻炼时有家属全程陪护,预防跌倒,必要时应用床挡预防坠床。

(六)心理护理

主动关心安慰患者,让患者了解疾病的相关知识,鼓励其积极配合,接受正规治疗。

(七)健康指导

(1)疾病预防:保持情绪稳定和积极乐观的心态,避免饥饿、寒冷、剧烈运动、感染和妊娠等诱发因素。

(2)心理指导:鼓励患者保持情绪稳定和积极乐观的心态。

(3)康复锻炼:参加力所能及的工作和活动,锻炼要循序渐进,避免剧烈运动与劳累。

(4)出院指导:出院时给患者或家属出具出院记录,并向患者、家属详细交代出院后的注意事项。患者出院后应继续口服药物,同时坚持肢体功能锻炼,定期门诊复查,复查时需携带化验、检查结果及影像学检查、出院记录等,酌情停药物。

(八)家庭护理

(1)复查指导:遵医嘱按时复查,若出现新症状或原有症状加重,及时携带原有病历资料到门诊就诊。

(2)饮食指导:进食低脂、高蛋白饮食,少量多餐。

(3)运动指导:有计划地进行功能锻炼,提高生活自理能力。

(4)疾病知识指导:保持情绪稳定和树立战胜疾病的信心,避免饥饿、寒冷、剧烈运动、感染和妊娠等诱发因素。

(5)用药指导:按时按量服药,不随意减量或停药。

第三章

消化内科常见病护理

第一节　反流性食管炎

反流性食管炎（reflux esophagitis，RE），是指胃、十二指肠内容物反流入食管所引起的食管黏膜炎症、糜烂、溃疡和纤维化等病变，甚至引起咽喉、气道等食管以外的组织损害。其发病男性多于女性，男女比例为（2～3）：1，发病率为1.92%。随着年龄的增长，食管下段括约肌收缩力的下降，胃、十二指肠内容物自发性反流，老年人反流性食管炎的发病率有所增加。

一、病因与发病机制

（一）抗反流屏障削弱

食管下括约肌是指食管末端3～4 cm长的环形肌束。正常人静息时压力为1.3～4.0 kPa（10～30 mmHg），为一高压带，防止胃内容物反流入食管。由于年龄的增长，机体老化导致食管下括约肌的收缩力下降引起食物反流。一过性食管下括约肌松弛也是反流性食管炎的主要发病机制。

（二）食管清除作用减弱

正常情况下，一旦发生食物的反流，大部分反流物通过1～2次食管自发性和继发性的蠕动性收缩将食管内容物排入胃内，即容量清除，剩余的部分则由唾液缓慢地中和。老年人食管蠕动缓慢和唾液产生减少，影响了食管的清除作用。

（三）食管黏膜屏障作用下降

反流物进入食管后，可以凭借食管上皮表面黏液、不移动水层和表面

HCO_3^-、复层鳞状上皮等构成上皮屏障,以及黏膜下丰富的血液供应构成的后上皮屏障,发挥其抗反流物对食管黏膜损伤的作用。随着机体老化,食管黏膜逐渐萎缩,黏膜屏障作用下降。

二、护理评估

(一)健康史

询问患者的饮食结构及习惯、有无长期服用药物史。

(二)身体评估

1.反流症状

主要为反酸、反食、反胃(指胃内容物在不恶心和不用力的情况下涌入口腔)、嗳气等,多在餐后明显或加重,平卧或躯体前屈时易出现。

2.反流物引起的刺激症状

胸骨后或剑突下出现烧灼感、胸痛、吞咽困难等。常由胸骨下段向上延伸,常在餐后 1 小时出现,平卧、弯腰或腹压增高时可加重。反流物刺激食管痉挛导致胸痛,常发生在胸骨后或剑突下。严重时可为剧烈刺痛,可放射到后背、胸部、肩部、颈部、耳后,有些酷似心绞痛的特点。

3.其他症状

咽部不适,有异物感、棉团感或堵塞感,可能与酸反流引起食管上段括约肌压力升高有关。

4.并发症

(1)上消化道出血:因食管黏膜炎症、糜烂及溃疡可以导致上消化道出血。

(2)食管狭窄:食管炎反复发作致使纤维组织增生,最终导致瘢痕性狭窄。

(3)Barrett 食管:在食管黏膜的修复过程中,食管-贲门交界处 2 cm 以上的食管鳞状上皮被特殊的柱状上皮取代,称之为 Barrett 食管。Barrett 食管发生溃疡时,又称 Barrett 溃疡。Barrett食管是食管癌的主要癌前病变,其腺癌的发生率较正常人高 30~50 倍。

(三)辅助检查

1.内镜检查

内镜检查是反流性食管炎最准确、最可靠的诊断方法,能判断其严重程度和有无并发症,结合活检可与其他疾病相鉴别。

2.24 小时食管 pH 监测

应用便携式 pH 记录仪在生理状态下对患者进行 24 小时食管 pH 连续监

测,可提供食管是否存在过度酸反流的客观依据。在进行该项检查前 3 天,应停用抑酸药与促胃肠动力的药物。

3.食管吞钡 X 线检查

对不愿意接受或不能耐受内镜检查者行该检查。严重患者可发现阳性X线征象。

(四)心理社会状况

反流性食管炎长期持续存在,病情反复、病程迁延,因此患者会出现食欲减退,体重下降,导致患者心情烦躁、焦虑;合并消化道出血时会使患者紧张、恐惧。应注意评估患者的情绪状态及对本病的认知程度。

三、常见护理诊断及问题

(一)疼痛

与胃食管黏膜炎性病变有关。

(二)营养失调:低于机体需要量

与害怕进食、消化吸收不良等有关。

(三)有体液不足的危险

与合并消化道出血引起活动性体液丢失、呕吐及液体摄入量不足有关。

(四)焦虑

与病情反复、病程迁延有关。

(五)知识缺乏

缺乏对反流性食管炎病因和预防知识的了解。

四、诊断要点与治疗原则

(一)诊断要点

临床上有明显的反流症状,内镜下有反流性食管炎的表现,食管过度酸反流的客观依据即可做出诊断。

(二)治疗原则

以药物治疗为主,对药物治疗无效或发生并发症者可做手术治疗。

1.药物治疗

目前多主张采用递减法,即开始使用质子泵抑制剂加促胃肠动力药,迅速控制症状,待症状控制后再减量维持。

(1)促胃肠动力药:目前主要常用的药物是西沙必利。常用量为每次 5~15 mg,每天 3~4 次,疗程8~12周。

(2)抑酸药:①H$_2$ 受体拮抗剂(H$_2$RA),西咪替丁 400 mg、雷尼替丁150 mg、法莫替丁20 mg,每天2次,疗程 8~12 周。②质子泵抑制剂(PPI),奥美拉唑 20 mg、兰索拉唑 30 mg、泮托拉唑 40 mg、雷贝拉唑 10 mg 和埃索美拉唑20 mg,一天 1 次,疗程 4~8 周。③抗酸药,仅用于症状轻、间歇发作的患者,用于临时缓解症状。反流性食管炎有并发症或停药后很快复发者,需要长期维持治疗。H$_2$RA、西沙必利、PPI 均可用于维持治疗,其中以 PPI 效果最好。维持治疗的剂量因患者而异,以患者无症状的最低剂量为合适剂量。

2.手术治疗

手术为不同术式的胃底折叠术。手术指征为:①严格内科治疗无效。②虽经内科治疗有效,但患者不能忍受长期服药。③经反复扩张治疗后仍反复发作的食管狭窄。④确定是由反流性食管炎引起的严重呼吸道疾病。

3.并发症的治疗

(1)食管狭窄:大部分狭窄可行内镜下食管扩张术治疗。扩张后予以长疗程PPI维持治疗可防止狭窄复发。少数严重瘢痕性狭窄需行手术切除。

(2)Barrett 食管:药物治疗是预防 Barrett 食管发生和发展的重要措施,必须使用 PPI 治疗及长期维持。

五、护理措施

(一)一般护理

为减少平卧时及夜间反流可将床头抬高 15~20 cm。避免睡前 2 小时内进食,白天进餐后亦不宜立即卧床。应避免食用使食管下括约肌压力降低的食物和药物,如高脂肪、巧克力、咖啡、浓茶及硝酸甘油、钙通通阻滞剂等。应戒烟及禁酒。减少一切影响腹压增高的因素,如肥胖、便秘、紧束腰带等。

(二)用药护理

遵医嘱给予药物治疗,注意观察药物的疗效及不良反应。

1.H$_2$ 受体拮抗剂

药物应在餐中或餐后即刻服用,若需同时服用抗酸药,则两药应间隔 1 小时以上。若静脉给药应注意控制速度,过快可引起低血压和心律失常。西咪替丁对雄性激素受体有亲和力,可导致男性乳腺发育、阳痿以及性功能紊乱,应做好解释工作。该药物主要通过肾排泄,用药期间应监测肾功能。

2.质子泵抑制剂

奥美拉唑可引起头晕,应嘱患者用药期间避免开车或做其他必须高度集中注意力的工作。兰索拉唑的不良反应包括荨麻疹、皮疹、瘙痒、头痛、口苦、肝功能异常等,轻度不良反应不影响继续用药,较严重时应及时停药。泮托拉唑的不良反应较少,偶可引起头痛和腹泻。

3.抗酸药

该药在饭后1小时和睡前服用。服用片剂时应嚼服,乳剂给药前应充分摇匀。抗酸剂应避免与奶制品、酸性饮料及食物同时服用。

(三)饮食护理

(1)指导患者有规律地定时进餐,饮食不宜过饱,选择营养丰富,易消化的食物。避免摄入过咸、过甜、过辣的刺激性食物。

(2)制定饮食计划:与患者共同制订饮食计划,指导患者及家属改进烹饪技巧,增加食物的色、香、味,刺激患者食欲。

(3)观察并记录患者每天进餐次数、量、种类,以了解其摄入营养素的情况。

六、健康指导

(一)疾病知识的指导

向患者及家属介绍本病的有关病因,避免诱发因素。保持良好的心理状态,平时生活要有规律,合理安排工作和休息时间,注意劳逸结合,积极配合治疗。

(二)饮食指导

指导患者加强饮食卫生和饮食营养,养成有规律的饮食习惯;避免过冷、过热、辛辣等刺激性食物及浓茶、咖啡等饮料;嗜酒者应戒酒。

(三)用药指导

根据病因及病情进行指导,嘱患者长期维持治疗,介绍药物的不良反应,如有异常及时复诊。

第二节 胃 炎

胃炎是指不同病因所致的胃黏膜炎症,通常包括上皮损伤、黏膜炎症反应和细胞再生 3 个过程,是最常见的消化道疾病之一。

一、急性胃炎

急性胃炎是由多种病因引起的急性胃黏膜炎症。内镜检查可见胃黏膜充血、水肿、出血、糜烂及浅表溃疡等一过性病变。临床上,以急性糜烂出血性胃炎最常见。

(一)病因与发病机制

1.药物

最常引起胃黏膜炎症的药物是非甾体抗炎药(non-steroidal anti-inflammatory drug,NSAID),如阿司匹林、吲哚美辛等,可破坏胃黏膜上皮层,引起黏膜糜烂。

2.急性应激

严重的重要脏器衰竭、严重创伤、大手术、大面积烧伤、休克甚至精神心理因素等引起的急性应激,导致胃黏膜屏障破坏和 H^+ 弥散进入黏膜,引起胃黏膜糜烂和出血。

3.其他

酒精具有亲脂性和溶脂能力,高浓度酒精可直接破坏胃黏膜屏障。某些急性细菌或病毒感染、胆汁和胰液反流、胃内异物以及肿瘤放疗后的物理性损伤,可造成胃黏膜损伤引起上皮细胞损害、黏膜出血和糜烂。

(二)临床表现

1.症状

轻者大多无明显症状;有症状者主要表现为非特异性消化不良的表现。上消化道出血是该病突出的临床表现。

2.体征

上腹部可有不同程度的压痛。

(三)辅助检查

1.实验室检查

大便潜血试验呈阳性。

2.内镜检查

纤维胃镜检查是诊断的主要依据。

(四)治疗要点

治疗原则是去除致病因素和积极治疗原发病。药物引起者,立即停药。急性应激者,在积极治疗原发病的同时,给予抑制胃酸分泌的药物。发生上消化道大出血时,按上消化道出血处理。

(五)护理措施

1.休息与活动

注意休息,减少活动。急性应激致病者应卧床休息。

2.饮食护理

定时、规律进食,少食多餐,避免辛辣刺激性食物。

3.用药指导

指导患者遵医嘱慎用或禁用对胃黏膜有刺激作用的药物,并指导患者正确服用抑酸剂、胃黏膜保护剂等药物。

二、慢性胃炎

慢性胃炎是由各种病因引起的胃黏膜慢性炎症。其发病率在各种胃病中居首位。

(一)病因与发病机制

1.幽门螺杆菌(Hp)感染

Hp 感染被认为是慢性胃炎最主要的病因。

2.饮食和环境因素

饮食中高盐和缺乏新鲜蔬菜、水果与发生慢性胃炎相关。Hp 可增加胃黏膜对环境因素损害的易感性。

3.物理及化学因素

物理及化学因素可削弱胃黏膜的屏障功能,使其易受胃酸-胃蛋白酶的损害。

4.自身免疫

由于壁细胞受损,机体产生壁细胞抗体和内因子抗体,使胃酸分泌减少乃至缺失,还可影响维生素 B_{12} 吸收,导致恶性贫血。

5.其他因素

慢性胃炎与年龄相关。

(二)临床表现

1.症状

70%～80%的患者可无任何症状,部分患者表现为非特异性的消化不良,症状常与进食或食物种类有关。

2.体征

体征多不明显,有时上腹部轻压痛。

(三)辅助检查

1.实验室检查

胃酸分泌正常或偏低。

2.Hp检测

可通过侵入性和非侵入性方法检测。

3.胃镜及胃黏膜活组织检查

胃镜及胃黏膜活组织检查是诊断慢性胃炎最可靠的方法。

(四)治疗要点

治疗原则是消除病因、缓解症状、控制感染、防治癌前病变。

1.根除Hp感染

对Hp感染引起的慢性胃炎,尤其在活动期,目前多采用三联疗法,即一种胶体铋剂或一种质子泵抑制剂加上两种抗菌药物。

2.根据病因给予相应处理

若因非甾体抗炎药引起,应停药并给予抑酸剂或硫糖铝;若因胆汁反流,可用氢氧化铝凝胶来吸附,或予以硫糖铝及胃动力药物以中和胆盐,防止反流。

3.对症处理

有胃动力学改变者,可服用多潘立酮、西沙必利等;自身免疫性胃炎伴有恶性贫血者,遵医嘱肌内注射维生素 B_{12}。

(五)护理措施

1.一般护理

(1)休息与活动:急性发作或伴有消化道出血时应卧床休息,并可用转移注意力、做深呼吸等方法来减轻焦虑、缓解疼痛。病情缓解时,进行适当的运动和锻炼,注意避免过度劳累。

(2)饮食护理:以高热量、高蛋白、高维生素及易消化的饮食为原则,宜定时定量、少食多餐、细嚼慢咽,避免摄入过咸、过甜、过冷、过热及辛辣刺激性食物。

2.病情观察

观察患者消化不良症状,腹痛的部位以及性质,呕吐物和粪便的颜色、量及性状等,用药前后患者的反应。

3.用药护理

注意观察药物的疗效及不良反应。

(1)慎用或禁用阿司匹林、吲哚美辛等对胃黏膜有刺激的药物。

(2)胶体铋剂:枸橼酸铋钾宜在餐前半小时用吸管吸入服用。部分患者服药后出现便秘和大便呈黑色,停药后可自行消失。

(3)抗菌药物:服用阿莫西林前应询问患者有无青霉素过敏史,应用过程中注意有无迟发性变态反应。甲硝唑可引起恶心、呕吐等胃肠道反应。

4.症状、体征的护理

腹部疼痛或不适者,避免精神紧张,采取转移注意力、做深呼吸等方法缓解疼痛;或用热水袋热敷胃部,以解除痉挛,减轻腹痛。

5.健康指导

(1)疾病知识指导:向患者及家属介绍本病的相关病因和预后,避免诱发因素。

(2)饮食指导:指导患者加强饮食卫生和营养,进行规律饮食。

(3)生活方式指导:指导患者保持良好的心态,生活要有规律,合理安排工作和休息时间,劳逸结合。

(4)用药指导:指导患者遵医嘱服药,如有异常及时就诊,定期门诊复查。

第三节　消化性溃疡

一、疾病概述

(一)概念和特点

消化性溃疡主要指发生在胃和十二指肠的慢性溃疡,即胃溃疡(gastric ulcer,GU)和十二指肠溃疡(duodenal ulcer,DU),因溃疡的形成与胃酸/胃蛋白酶的消化作用有关而得名。溃疡的黏膜缺损超过黏膜肌层,不同于糜烂。

消化性溃疡是全球常见疾病,其患病率在近年来呈下降趋势。本病可发生于任何年龄,但中年时期最为常见,DU 多见于青壮年时期,而 GU 多见于中老年时期,后者发病高峰比前者约迟 10 年。男性患病比女性多见。临床上 DU 比 GU 多见,两者之比为(2~3):1,但有地区差异。

(二)相关病理、生理

目前,对消化性溃疡的病理、生理的认识主要是基于 Shay 和 Sun 等人提出的"平衡学说"。即正常情况下,胃黏膜的攻击因子与防御因子应保持生理上的平衡,若攻击因子过强或防御因子减弱,就会造成胃黏膜损伤而引起溃疡。攻击因子主要有胃酸、胃蛋白酶、Hp 等。防御因子主要有碳酸氢盐、胃黏液屏障和前列腺素等细胞保护因子。因此,"平衡学说"实际上就是胃酸分泌系统与胃黏膜保护系统之间的平衡。

(三)消化性溃疡的病因

1.幽门螺杆菌感染和非甾体抗炎药

近年的研究已经明确,Hp 感染和服用非甾体抗炎药(NSAID)是最常见病因。溃疡发生是黏膜侵袭因素和防御因素失去平衡的结果,胃酸在溃疡的形成中起关键作用。对胃、十二指肠黏膜有损伤的侵袭因素包括胃酸和胃蛋白酶的消化作用,HP 的感染、NSAID,以及其他如胆盐、胰酶、酒精等,其中 HP 和 NSAID 是损害胃黏膜屏障,导致消化性溃疡的最常见病因。

2.下列因素与消化性溃疡发病有不同程度的关系

(1)吸烟:吸烟者消化性溃疡的发生率比不吸烟者高,吸烟会影响溃疡愈合和促进溃疡复发。

(2)遗传:消化性溃疡的家族史可能是 Hp 感染"家庭聚集"现象,O 型血胃上皮细胞表面表达更多黏附受体而有利于 Hp 定植,故 O 型血者易患消化性溃疡。

(3)急性应激:情绪应激可能主要起诱因作用,从而通过神经内分泌途径影响胃十二指肠分泌、运动和黏膜血流的调节。

(4)胃十二指肠运动异常:胃肠运动障碍不大可能是原发病因,但可加重 Hp 或 NSAID 对黏膜的损害。

因此,消化性溃疡是一种多因素疾病,其中 Hp 感染和服用 NSAID 是已知的主要病因,溃疡发生是黏膜侵袭因素和防御因素失去平衡的结果,胃酸在溃疡形成中起关键作用。

(四)临床表现

上腹痛是消化性溃疡的主要症状,但部分患者可无症状或症状较轻以至于不为患者所注意,而以出血、穿孔等并发症为首发症状。

典型的消化性溃疡有如下临床特点:①慢性过程,病史可达数年至数十年;②周期性发作,发作与自发缓解相交替,发作期可为数周或数月,缓解期亦长短不一,短者数周、长者数年;发作常有季节性,多在秋冬季或冬春之交发病,可因精神情绪不良或过劳而诱发;③发作时上腹痛呈节律性,表现为空腹痛即餐后2～4小时和(或)午夜痛,腹痛多为进食或服用抗酸药所缓解,典型的节律表现在 GU 多见。

1.症状

上腹痛为主要症状,性质多为灼痛,亦可为钝痛、胀痛、剧痛或饥饿样不适感。多位于中上腹,可偏右或偏左。一般为轻至中度持续性痛。疼痛常有典型的节律性疼痛,腹痛多在进食或服用抗酸药后缓解。

2.体征

溃疡活动时上腹部可有局限性轻压痛,缓解期无明显体征。

(五)辅助检查

1.实验室检查

血常规、尿和便常规(粪便潜血试验)、生化、肝肾功能检查(以了解其病因、诱因及潜在的护理问题)。

2.胃镜和胃黏膜活组织检查

胃镜和胃黏膜活组织检查是确诊消化性溃疡首选的检查方法。内镜下消化性溃疡多呈圆形或椭圆形,也有呈线形,边缘光整,底部覆有灰黄色或灰白色渗出物,周围黏膜可有充血、水肿,可见皱襞向溃疡集中。内镜下溃疡可分为活动期(A)、愈合期(H)和瘢痕期(S)3 个病期。

3.X 线钡餐检查

X 线钡餐检查适用于对胃镜检查有禁忌或不愿接受胃镜检查者。溃疡的 X 线征象有直接和间接两种:龛影是直接征象,对溃疡有确诊价值;局部压痛、十二指肠球部激惹和球部畸形、胃大弯侧痉挛性切迹均为间接征象,仅提示可能有溃疡。

4.Hp 检测

该检测应列为消化性溃疡诊断的常规检查项目,因为有无 Hp 感染直接决定治疗方案的选择。监测方法分为侵入性和非侵入性两大类。前者需通过胃镜检查取胃黏膜活组织进行监测,主要包括快速尿素酶试验、组织学检查和 Hp 培养;后者主要有[13]C 或[14]C 尿素呼气试验、粪便 Hp 抗原检测及血清学检查。

(六)治疗原则

消化性溃疡的治疗目的:消除病因、缓解症状、愈合溃疡、防止复发和防治并发症。针对病因的治疗,例如根除 Hp,有可能彻底治愈溃疡病,是近年来消化性溃疡治疗的一大进展。

1.药物治疗

治疗消化性溃疡的药物可分为抑制胃酸分泌的药物和保护胃黏膜的药物两大类,主要起缓解症状和促进溃疡愈合的作用,常与根除 Hp 治疗配合使用。

(1)抑制胃酸药物:溃疡的愈合与抑酸治疗的强度和时间成正比。抗酸药具有中和胃酸作用,可迅速缓解疼痛症状,但一般剂量难以促进溃疡愈合,故目前多作为加强止痛的辅助治疗。常用的抑制胃酸的药物如下。①碱性抗酸剂:氢氧化铝、铝碳酸镁等及其复方制剂;②H_2 受体拮抗剂:西咪替丁 800 mg,每晚 1 次或400 mg,2 次/天;雷尼替丁 300 mg,每晚 1 次或 150 mg,2 次/天;法莫替丁40 mg,每晚 1 次或 20 mg,2 次/天;尼扎替丁 300 mg,每晚 1 次或 150 mg,2 次/天;③质子泵抑制剂:奥美拉唑 20 mg,1 次/天;兰索拉唑 30 mg,1 次/天。

(2)保护胃黏膜药物:硫糖铝和胶体铋目前已少用作治疗消化性溃疡的一线药物。枸橼酸铋钾(胶体次枸橼酸铋)因兼有较强抑制 Hp 作用,可作为根除 Hp 联合治疗方案的组分,但要注意此药不能长期服用,因会过量蓄积而引起神经毒性。米索前列醇具有抑制胃酸分泌、增加胃十二指肠黏膜的黏液及碳酸氢盐分泌和增加黏膜血流等作用,主要用于 NSAID 溃疡的预防,腹泻是常见不良反应,因引起子宫收缩故孕妇忌服。

常用的药物:硫糖铝 1 g,4 次/天;前列腺素类药物,米索前列醇 200 μg,4 次/天;胶体铋,枸橼酸铋钾120 mg,4 次/天。

根除 Hp 治疗:凡有 Hp 感染的消化性溃疡,无论初发或复发、活动或静止、有无并发症,均应予以根除 Hp 治疗。根除 Hp 治疗结束后,继续给予一个常规疗程的抗溃疡治疗是最理想的。这对有并发症或溃疡面积大的患者尤为必要。

2.其他治疗

外科手术,仅限于少数有并发症者,包括:①大量出血经内科治疗无效;②急性穿孔;③瘢痕性幽门梗阻;④胃溃疡癌变;⑤严格内科治疗无效的顽固性溃疡。

二、护理评估

(一)一般评估

1.患病及治疗经过

询问发病的有关诱因和病因,例如发病是否与天气变化,饮食不当或情绪激动有关;有无暴饮暴食、喜食酸辣等刺激性食物的习惯;是否嗜烟酒;有无经常服用 NSAID 药物史;家族中有无溃疡病者等。询问患者的病程经过,例如首次疼痛发作的时间,疼痛与进食的关系,是餐后还是空腹出现,有无规律,部位及性质如何,应用何种方法能缓解疼痛。曾做过何种检查和治疗,结果如何。

2.患者主诉与一般情况

有无恶心、呕吐、嗳气、反酸等其他消化道症状,有无呕血、黑便、频繁呕吐等症状。询问此次发病与既往有无变化,日常休息与活动如何等。

3.相关记录

腹痛、体重、体位、饮食、药物、出入量等记录结果。

(二)身体评估

1.头颈部

有无痛苦表情、消瘦、贫血貌等。

2.腹部

(1)上腹部有无固定压痛点,有无胃蠕动波,全腹有无压痛、反跳痛,有无腹肌紧张。

(2)有无空腹振水音,腹部有无肠鸣音变化(亢进、减弱或消失)(结合病例综合考虑)。

3.其他

有无因腹部疼痛而发生的体位改变等。

(三)心理-社会评估

患者及家属对疾病的认识程度,患者有无焦虑或恐惧等心理,患者在疾病治疗过程中的心理反应与需求,家庭及社会支持情况。

(四)辅助检查结果评估

(1)血常规:有无红细胞计数、血红蛋白减少。

(2)粪便潜血试验:是否为阳性。

(3)Hp 检测:是否为阳性。

(4)胃液分析:基础排酸量和最大排酸量是增高、减少还是正常。

(5)X线钡餐造影:有无典型的溃疡龛影及部位。

(6)胃镜及黏膜活检:溃疡的部位、大小及性质如何,有无活动性出血。

(五)常用药物治疗效果的评估

1.抗酸药评估要点

(1)每天用药剂量、时间、用药的方法(静脉注射、口服)的评估与记录。

(2)有无磷缺乏症表现:食欲缺乏、软弱无力等症状,甚至有骨质疏松的表现。

(3)有无严重便秘、代谢性碱中毒与钠潴留,甚至肾损害。服用镁剂应注意有无腹泻。

2.H_2受体拮抗剂评估要点

(1)每天用药剂量、时间、用药的方法(静脉注射、口服)的评估与记录,静脉给药应注意控制速度,速度过快可引起低血压和心律失常。

(2)注意监测肝、肾功能,注意有无头痛、头晕、疲倦、腹泻及皮疹等反应,因药物可随母乳排出,哺乳期应停止用药。

3.质子泵抑制剂的评估要点

(1)患者自觉症状:有无头晕、腹泻等症状。

(2)有无皮肤等反应:例如荨麻疹、皮疹、瘙痒、头痛、口苦和肝功能异常等。

三、主要护理诊断

(1)腹痛:与胃酸刺激溃疡面引起化学性炎症反应有关。

(2)营养失调,低于机体需要量:与疼痛致摄入减少及消化吸收障碍有关。

(3)知识缺乏:缺乏有关消化性溃疡病因及预防知识。

(4)潜在并发症:上消化道大量出血、穿孔、幽门梗阻和癌变。

四、护理措施

(一)休息与活动

溃疡活动期且症状较重者,嘱其卧床休息几天至1～2周,可使疼痛等症状缓解。病情较轻者则应鼓励其适当活动,以分散注意力。

(二)指导缓解疼痛

注意观察及详细了解患者疼痛的规律和特点,并按其疼痛特点指导缓解疼痛的方法。如DU表现为空腹痛或午夜痛,指导患者在疼痛前或疼痛时进食碱性食物(如苏打饼干等),或服用制酸剂。也可采用局部热敷或针灸止痛。

(三)合理饮食

选择营养丰富,易消化的食物。症状重者以面食为主。避免食用机械性和化学性刺激强的食物。以少食多餐为主,每天进食4～5次,避免过饱,进食宜细嚼慢咽,以增加唾液分泌,稀释和中和胃酸。

(四)用药护理

应严格按医嘱用药,并注意观察常用药的毒副作用,发现问题及时处理。

(五)心理护理

多关心体贴患者,使患者保持良好的情绪,因为过分焦虑和恐惧往往更易诱发和加重消化性溃疡。

(六)健康教育

1.帮助患者认识和去除病因

讲解引起和加重溃疡病的相关因素,指导其保持乐观情绪,规律生活。

2.饮食指导

建立合理的饮食习惯和结构,戒除烟酒,避免摄入刺激性食物。饮食宜清淡、易消化、富营养,少食多餐。

3.用药原则

指导患者按医嘱正确服药,学会观察药效及不良反应,不随便停药或减量,防止溃疡复发。指导患者慎用或勿用致溃疡的药物,如阿司匹林、咖啡因、泼尼松等。

4.适当活动计划

制订个体化的活动计划,选择合适的锻炼方式,提高机体抵抗力。

5.自我观察

教会患者出院后的某些重要指标的自我监测:如腹痛、呕吐、黑便等监测并正确记录。

6.及时就诊的指标

(1)上腹疼痛的节律发生变化或程度加剧。

(2)出现呕血、黑便等。

第四节　炎症性肠病

炎症性肠病是一种病因不明的肠道慢性非特异性炎症性疾病。包括溃疡性结肠炎(ulcerative colitis,UC)和克罗恩病(Crohn's disease,CD)。一般认为,UC和CD是同一疾病的不同亚类,组织损伤的基本病理过程相似,但可能由于致病因素不同,发病的具体环节不同,最终导致组织损害的表现不同。

一、溃疡性结肠炎

UC是一种病因不明的直肠和结肠慢性非特异性炎症性疾病。病变主要位于大肠的黏膜与黏膜下层。主要症状有腹泻、黏液脓血便和腹痛,病程漫长,病情轻重不一,常反复发作。本病多见于20～40岁的患者,男女发病率无明显差别。

(一)病理

病变主要位于直肠和乙状结肠,可延伸到降结肠,甚至整个结肠。病变一般仅限于黏膜层和黏膜下层,少数重症者可累及肌层。活动期黏膜层呈弥漫性炎症反应,可见水肿、充血与灶性出血,黏膜脆弱,触之易出血。由于黏膜层与黏膜下层有炎性细胞浸润,大量中性粒细胞在肠腺隐窝底部聚集,形成小的隐窝脓肿。当隐窝脓肿融合破溃,黏膜即出现广泛的浅小溃疡,并可逐渐融合成不规则的大片溃疡。结肠炎症在反复发作的慢性过程中,大量新生肉芽组织增生,常出现炎性息肉。黏膜因不断破坏和修复,丧失其正常结构,并且由于溃疡愈合形成瘢痕,黏膜肌层与肌层增厚,使结肠变形缩短,结肠袋消失,甚至出现肠腔狭窄。少数患者有结肠癌变,以恶性程度较高的未分化型多见。

(二)临床分型

临床上根据本病的病程、程度、范围和病期进行综合分型。

1.根据病程经过分型

(1)初发型:无既往史的首次发作。

(2)慢性复发型:最多见,发作期与缓解期交替。

(3)慢性持续型:病变范围广,症状持续半年以上。

(4)急性暴发型:少见,病情严重,全身毒血症状明显,易发生大出血和其他并发症。

上述后3型可相互转化。

2.根据病情程度分型

(1)轻型:多见,腹泻每天 4 次以下,便血轻或无,无发热、脉速,贫血轻或无,血沉正常。

(2)重型:腹泻频繁并有明显黏液脓血便,有发热、脉速等全身症状,血沉加快、血红蛋白下降。

(3)中型:介于轻型和重型之间。

3.根据病变范围分型

根据病变范围分型可分为直肠炎、直肠乙状结肠炎、左半结肠炎、全结肠炎以及区域性结肠炎。

4.根据病期分型

根据病期分型可分为活动期和缓解期。

(三)临床表现

起病多数缓慢,少数急性起病,偶见急性暴发起病。病程长,呈慢性经过,常有发作期与缓解期交替,少数症状持续并逐渐加重。

1.症状

(1)消化系统表现:主要表现为腹泻与腹痛。①腹泻为最主要的症状,黏液脓血便是本病活动期的重要表现。腹泻主要与炎症导致大肠黏膜对水钠吸收障碍以及结肠运动功能失常有关。粪便中的黏液或黏液脓血,为炎症渗出和黏膜糜烂及溃疡所致。排便次数和便血程度可反映病情程度,轻者每天排便 2~4 次,粪便呈糊状,可混有黏液、脓血,便血轻或无,重者腹泻每天可达 10 次以上,大量脓血,甚至呈血水样粪便。病变限于直肠和乙状结肠的患者,偶有腹泻与便秘交替的现象,此与病变直肠排空功能障碍有关。②腹痛,轻者或缓解期患者多无腹痛或仅有腹部不适,活动期有轻或中度腹痛,为左下腹的阵痛,亦可涉及全腹。有疼痛-便意-便后缓解的规律,大多伴有里急后重,为直肠炎症刺激所致。若并发中毒性巨结肠或腹膜炎,则腹痛持续且剧烈。③其他症状可有腹胀、食欲缺乏、恶心、呕吐等。

(2)全身表现:中、重型患者活动期有低热或中度发热,高热多提示有并发症或急性暴发型。重症患者可出现衰弱、消瘦、贫血、低清蛋白血症、水和电解质代谢紊乱等表现。

(3)肠外表现:本病可伴有一系列肠外表现,包括口腔黏膜溃疡、结节性红斑、外周关节炎、坏疽性脓皮病、虹膜睫状体炎等。

2.体征

患者呈慢性病容,精神状态差,重者呈消瘦贫血貌。轻者仅有左下腹轻压痛,有时可触及痉挛的降结肠和乙状结肠。重症者常有明显腹部压痛和鼓肠。若有反跳痛、腹肌紧张、肠鸣音减弱等应注意中毒性巨结肠和肠穿孔等并发症。

(四)护理

1.护理目标

患者大便次数减少,粪质正常;腹痛缓解,营养改善,体重恢复,未发生并发症,焦虑减轻。

2.护理措施

(1)一般护理:①休息与活动,在急性发作期或病情严重时均应卧床休息,缓解期时应适当休息,注意劳逸结合。②合理饮食,指导患者食用质软、易消化、少纤维素又富含营养、有足够热量的食物,以利于吸收、减轻对肠黏膜的刺激并供给足够的热量,以维持机体代谢的需要。避免食用冷饮、水果、多纤维的蔬菜及其他刺激性食物,忌食牛乳和乳制品。急性发作期患者,应进流质或半流质饮食,病情严重者应禁食,按医嘱给予静脉高营养,以改善全身状况。应注意给患者提供良好的进餐环境,避免不良刺激,以增进患者食欲。

(2)病情观察:观察患者腹泻的次数、性质、伴随症状(如发热、腹痛等),以及监测粪便检查结果。严密观察腹痛的性质、部位以及生命体征的变化,以了解病情的进展情况,如腹痛性质突然改变,应注意是否发生大出血、肠梗阻、中毒性巨结肠、肠穿孔等并发症。观察患者进食情况,定期测量患者的体重,监测血红蛋白、血清电解质和清蛋白的变化,了解营养状况的变化。

(3)用药护理:遵医嘱给予柳氮磺吡啶(SASP)、糖皮质激素、免疫抑制剂等治疗,以控制病情,使腹痛缓解。注意药物的疗效及不良反应,如应用 SASP 时,患者可出现恶心、呕吐、皮疹、粒细胞减少及再生障碍性贫血等。应嘱患者餐后服药,服药期间定期复查血常规,应用糖皮质激素者,要注意激素不良反应,不可随意停药,防止反跳现象,应用硫唑嘌呤或巯嘌呤时患者可出现骨髓抑制的表现,应注意监测白细胞计数。

(4)心理护理:安慰鼓励患者,向患者解释病情,使患者以平和的心态应对疾病,自觉地配合治疗。

(5)健康指导:①心理指导,由于病情反复发作,迁延不愈,常给患者带来痛苦,尤其是排便次数的增加,给患者的精神和日常生活带来很多困扰,易产生自卑、忧虑甚至恐惧心理。应鼓励患者以平和的心态应对疾病,积极配合治疗。②指导患者合理饮食及活动,指导患者食用质软、易消化、少纤维素又富含营养、有足够热量的食物,避免食用冷饮、水果、多纤维的蔬菜及其他刺激性食物,忌食牛乳和乳制品。在急性发作期或病情严重时均应卧床休息,缓解期适当休息,注意劳逸结合。③用药指导,嘱患者坚持治疗,不要随意更换药物或停药。教会患者识别药物的不良反应,出现异常症状要及时就诊,以免耽搁病情。

3.护理评价

患者腹泻、腹痛缓解,营养改善,体重恢复。

二、克罗恩病

克罗恩病(CD)是一种病因尚不十分清楚的胃肠道慢性炎性肉芽肿性疾病。病变多见于末段回肠和邻近结肠,但从口腔至肛门各段消化道均可受累,呈节段性或跳跃式分布。临床上以腹痛、腹泻、体重下降、腹块、瘘管形成和肠梗阻为特点,可伴有发热等全身表现以及关节、皮肤、眼、口腔黏膜等肠外损害。本病有终生复发倾向,重症患者迁延不愈,预后不良。

(一)病理

病变表现为同时累及回肠末段与邻近右侧结肠者,只涉及小肠者,局限在结肠者。病变可涉及口腔、食管、胃、十二指肠,但少见。

大体形态上,克罗恩病特点为:①病变呈节段性或跳跃性,而不呈连续性;②黏膜溃疡早期呈鹅口疮样溃疡,随后溃疡面增大、融合,形成纵行溃疡和裂隙溃疡,将黏膜分割呈鹅卵石样外观;③病变累及肠壁全层,肠壁增厚变硬,肠腔狭窄。

组织学上,克罗恩病的特点为:①非干酪性肉芽肿,由类上皮细胞和多核巨细胞构成,可发生在肠壁各层和局部淋巴结;②裂隙溃疡,呈缝隙状,可深达黏膜下层甚至肌层;③肠壁各层炎症,伴固有膜底部和黏膜下层淋巴细胞聚集、黏膜下层增宽、淋巴管扩张及神经节炎等。肠壁全层病变致肠腔狭窄,可发生肠梗阻。溃疡穿孔引起局部脓肿,或穿透至其他肠段、器官、腹壁,形成内瘘或外瘘。肠壁浆膜纤维素渗出、慢性穿孔均可引起肠粘连。

(二)临床分型

区别本病不同临床情况,有助全面估计病情和预后,制订治疗方案。

1.临床类型

依疾病行为分型,可分为狭窄型(以肠腔狭窄所致的临床表现为主)、穿通型(有瘘管形成)和非狭窄非穿通型(炎症型)。各型可有交叉或互相转化。

2.病变部位

参考影像和内镜结果确定,可分为小肠型、结肠型、回结肠型。如消化道其他部分受累亦应注明。

3.严重程度

根据主要临床表现的程度及并发症计算 CD 活动指数(CDAI),用于疾病活动期与缓解期区分、病情严重程度估计(轻度、中度、重度)和疗效评定。

(三)临床表现

起病大多隐匿、缓渐,从发病早期症状出现至确诊往往需数月至数年。病程呈慢性,长短不等的活动期与缓解期交替,有终生复发倾向。少数急性起病,可表现为急腹症,酷似急性阑尾炎或急性肠梗阻。腹痛、腹泻和体重下降三大症状是本病的主要临床表现。但本病的临床表现复杂多变,这与临床类型、病变部位、病期及并发症有关。

1.消化系统表现

(1)腹痛:为最常见症状。多位于右下腹或脐周,间歇性发作,常为痉挛性阵痛伴腹鸣。常于进餐后加重,排便或肛门排气后缓解。腹痛的发生可能与进餐引起胃肠反射或肠内容物通过炎症、狭窄肠段,引起局部肠痉挛有关。体检常有腹部压痛,部位多在右下腹。腹痛亦可由部分或完全性肠梗阻引起,此时伴有肠梗阻症状。出现持续性腹痛和明显压痛,提示炎症波及腹膜或腹腔内脓肿形成。全腹剧痛和腹肌紧张,提示病变肠段急性穿孔。

(2)腹泻:亦为本病常见症状,主要由病变肠段炎症渗出、蠕动增加及继发性吸收不良引起。腹泻先是间歇发作,病程后期可转为持续性。粪便多为糊状,一般无脓血和黏液。病变涉及下段结肠或肛门直肠者,可有黏液血便及里急后重。

(3)腹部包块:见于 10%~20% 患者,由于肠粘连、肠壁增厚、肠系膜淋巴结肿大、内瘘或局部脓肿形成所致。多位于右下腹与脐周。固定的腹块提示有粘连,多已有内瘘形成。

(4)瘘管形成:是克罗恩病的特征性临床表现,因透壁性炎性病变穿透肠壁全层至肠外组织或器官而成。瘘分内瘘和外瘘,前者可通向其他肠段、肠系膜、膀胱、输尿管、阴道、腹膜后等处,后者通向腹壁或肛周皮肤。肠段之间内瘘形成可致腹泻加重及营养不良。肠瘘通向的组织与器官因粪便污染可致继发性感染。外瘘或通向膀胱、阴道的内瘘均可见粪便与气体排出。

(5)肛门周围病变:包括肛门周围瘘管、脓肿形成及肛裂等病变,见于部分患者,有结肠受累者较多见。有时这些病变可为本病的首发或突出的临床表现。

2.全身表现

(1)发热:为常见的全身表现之一,与肠道炎症活动及继发感染有关。间歇性低热或中度热常见,少数呈弛张高热伴毒血症。少数患者以发热为主要症状,甚至较长时间不明原因发热之后才出现消化道症状。

（2）营养障碍：由慢性腹泻、食欲减退及慢性消耗等因素所致。主要表现为体重下降，可有贫血、低蛋白血症和维生素缺乏等表现。青春期前患者常有生长发育迟滞。

3.肠外表现

本病肠外表现与溃疡性结肠炎的肠外表现相似，但发生率较高，据我国统计报道以口腔黏膜溃疡、皮肤结节性红斑、关节炎及眼病为常见。

（四）护理

1.护理目标

患者腹泻、腹痛缓解，营养改善，体重恢复，无并发症。

2.护理措施

（1）一般护理：①休息与活动，在急性发作期或病情严重时均应卧床休息，缓解期适当休息，注意劳逸结合，必须戒烟。②合理饮食，一般给高营养低渣饮食，适当给予叶酸、维生素 B_{12} 等多种维生素。重症患者酌情使用要素饮食或全胃肠外营养，除营养支持外还有助诱导缓解。

（2）病情观察：观察患者腹泻的次数、性质，腹泻伴随症状，如发热、腹痛等，监测粪便检查结果。严密观察腹痛的性质、部位以及生命体征的变化，测量患者的体重，监测血红蛋白、血清电解质和清蛋白的变化，了解营养状况的变化。

（3）用药护理：遵医嘱腹痛、腹泻可使用抗胆碱能药物或止泻药，合并感染者静脉途径给予广谱抗生素。给予 SASP、糖皮质激素、免疫抑制剂等治疗，以控制病情，使腹痛缓解。注意避免药物的不良反应，如应嘱患者餐后服药，服药期间定期复查血常规，不可随意停药，防止反跳现象等。

（4）心理护理：向患者解释病情，使患者树立战胜疾病信心，自觉地配合治疗。

（5）健康指导：①疾病知识指导，指导患者合理休息与活动，戒烟，食用质软、易消化、少纤维素又富含营养、有足够热量的食物，避免食用冷饮、水果、多纤维的蔬菜及其他刺激性食物，忌食牛乳和乳制品；②安慰鼓励患者，使患者树立信心，积极地配合治疗；③用药指导，嘱患者坚持服药并了解药物的不良反应，病情有异常变化要及时就诊。

3.护理评价

患者腹泻、腹痛缓解，无发热、营养不良，体重增加。

第五节 溃疡性结肠炎

溃疡性结肠炎是一种病因尚不十分明确的直肠和结肠慢性非特异性炎症性疾病。病变主要限于大肠黏膜与黏膜下层。临床表现为腹泻、黏液脓血便、腹痛。病情轻重不等,多呈反复发作的慢性疾病。本病可发生在任何年龄,多见于20～40岁,亦可见于儿童或老年。男女发病率无明显差别。

一、症状

(一)腹泻

腹泻为最主要的症状,黏液脓血便是本病活动期的重要表现。大便次数及便血的程度可反映病情轻重,轻者每天排便2～4次,便血轻或无;重者每天10次以上,脓血显见,甚至大量便血。

(二)腹痛

轻型患者可无腹痛或仅有腹部不适。一般诉有轻度至中度腹痛,多为左下腹或下腹的阵痛,亦可涉及全腹。有疼痛-便意-便后缓解的规律及有里急后重。

(三)其他症状

可有腹胀,或严重病例有食欲缺乏、发热、恶心、呕吐等。

二、体征

患者呈慢性病容,精神状态差,重者呈消瘦、贫血貌。轻者仅有左下腹轻压痛,有时可触及痉挛的降结肠或乙状结肠。重型和暴发型患者常有明显压痛和鼓肠。若出现腹肌紧张、反跳痛、肠鸣音减弱时,应注意中毒性巨结肠、肠穿孔等并发症。

三、评估要点

(一)一般情况

患者呈慢性病容,精神状态差,重者呈消瘦、贫血等不同程度的全身症状。

(二)专科情况

(1)腹痛的特点,是否间歇性疼痛,有无腹部绞痛,疼痛有无规律、有无关节痛。

(2)评估排便次数、颜色、量、性质是否正常。

(3)评估患者的出入量是否平衡,水、电解质是否平衡。

(三)实验室及其他检查

1.血液检查

可有红细胞和血红蛋白减少,活动期白细胞计数增高,血沉增快和 C 反应蛋白增高是活动期的标志。

2.粪便检查

肉眼检查常见血、脓和黏液,显微镜检查见多量红细胞、白细胞或脓细胞。

3.结肠镜检查

结肠镜检查是本病诊断最重要的手段之一,可直接观察病变肠黏膜并取活检。

4.X 线钡剂灌肠检查

可见黏膜粗乱或有细颗粒改变。

四、护理措施

(1)休息与活动:在急性发作期或病情严重时均应卧床休息,缓解期也应适当休息,注意劳逸结合。

(2)病情观察:严密观察腹痛的性质、部位以及生命体征的变化,以了解病情的进展情况。

(3)用药护理:遵医嘱给予 SASP 和(或)糖皮质激素,以减轻炎症,使腹痛缓解。注意药物的疗效及不良反应。嘱患者餐后服药,服药期间定期复查血常规;应用糖皮质激素者,要注意激素的不良反应,不可随意停药,防止停药反应。

(4)给患者安排舒适、安静的环境,同时注意观察大便的量、性状、次数并做好记录,保持肛周皮肤的清洁和干燥。

(5)由于本病为慢性反复发作性的过程,患者会产生各种不良情绪,护士应做好心理疏导;指导患者及家属正确对待疾病,让患者保持情绪稳定,树立战胜疾病的信心。

第六节　肠结核和结核性腹膜炎

　　肠结核和结核性腹膜炎均由结核分枝杆菌感染所致。肠结核是结核分枝杆菌侵犯肠道引起的慢性特异性感染,结核性腹膜炎则是由结核分枝杆菌侵犯腹膜引起的慢性弥漫性腹膜炎症。一般见于青壮年,女性多于男性,男女之比约为1∶2。过去我国肠结核和结核性腹膜炎比较常见,近几十年来,随着卫生条件的改善和生活水平的提高,结核患病率逐渐下降。

一、肠结核

(一)病因与发病机制

　　肠结核主要由人型结核分枝杆菌引起,约占90%。少数患者可由牛型结核分枝杆菌感染而致病。其感染途径有以下几种。

　　(1)经口感染:这是最常见的感染途径。患者大多是开放性肺结核或喉结核,经常吞咽含结核分枝杆菌的痰液而引起本病;或经常和开放性肺结核患者密切接触、共餐、餐具未消毒而导致感染;或饮用未经消毒的带菌牛奶或乳制品而感染牛型结核杆菌。结核分枝杆菌进入肠道后,多在回盲部引起结核病变,可能和下列因素有关:含结核分枝杆菌的肠内容物在回盲部停留时间较久,增加了局部肠黏膜的感染机会;结核分枝杆菌易侵犯淋巴组织,而回盲部有丰富的淋巴组织,因此成为肠结核的好发部位。但胃肠道其他部位有时也可受累。

　　(2)血行播散:肠外结核病灶经血行播散侵犯肠道,多见于粟粒型肺结核。

　　(3)直接蔓延:由腹腔内结核病灶如女性生殖器结核直接蔓延引起。

　　结核病的发病是人体和结核分枝杆菌相互作用、相互斗争的结果。经上述途径感染结核分枝杆菌并不一定会发病,只有当入侵的结核分枝杆菌数量较多、毒力较强、人体免疫功能低下、肠功能紊乱引起局部抵抗力削弱时,才会发病。

(二)病理变化

　　肠结核发病部位主要在回盲部,其他部位依次为升结肠、空肠、横结肠、降结肠、阑尾、十二指肠和乙状结肠等处,少数见于直肠。结核菌数量、毒力及人体对结核菌的免疫反应程度影响本病的病理性质。若人体变态反应强,病变以渗出为主;当侵入的结核分枝杆菌数量多、毒力强,可有干酪样坏死,形成溃疡,称为溃疡型肠结核;若人体免疫状况好、感染轻,则表现为大量肉芽肿和纤维组织增生,使局部肠壁增厚、僵硬,肠腔变窄甚至梗阻,称为增生型肠结核。兼有两种病变者称为混合型肠结核或溃疡增生型肠结核,此型并不少见。

(三)临床表现

1.症状

(1)腹痛:多位于右下腹,也可牵涉至上腹或脐周。间歇性发作,疼痛性质一般多为隐痛或钝痛,于进餐后加重,并有排便感,可能是由于进食引起胃肠反射或肠内容物通过炎症、狭窄的肠段,引起局部肠痉挛有关。排便或肛门排气后疼痛有不同程度的缓解。并发肠梗阻时,可有腹部绞痛。

(2)腹泻与便秘:溃疡性肠结核的主要表现是腹泻。排便次数因病变严重程度和范围不同而异,一般每天 2～4 次,重者每天可达 10 余次,粪便呈糊状或稀水状,不含黏液、脓血,因直肠未受累,无里急后重感。有时腹泻与便秘交替,粪便呈羊粪状,隔数天再有腹泻,这与病变引起的胃肠功能紊乱有关。增生型肠结核的主要表现是便秘。

(3)全身症状和肠外结核表现:溃疡性肠结核常有结核毒血症及肠外结核,特别是活动性肺结核的表现,如不同热型的长期发热、盗汗、消瘦、倦怠、贫血,随着病程的发展还可出现营养不良的表现。增生型肠结核病程较长,全身一般情况较好,无发热或有时低热,多伴有肠外结核表现。

2.体征

腹部肿块常位于右下腹,一般比较固定,质地中等,伴有轻度或中度压痛。腹部肿块主要见于增生型肠结核。当溃疡型肠结核并发局限性腹膜炎、局部病变肠段和周围组织粘连,或同时有肠系膜淋巴结结核时,也可出现腹部肿块。

3.并发症

并发症见于晚期患者,肠梗阻多见,慢性穿孔可有瘘管形成,肠出血少见,也可并发急性肠穿孔、结核性腹膜炎。

(四)实验室及其他辅助检查

1.实验室检查

(1)血常规:溃疡性肠结核可有轻至中度贫血,部分患者血红蛋白、红细胞呈轻、中度降低,无并发症时白细胞总数一般正常。

(2)大便检查:溃疡性肠结核粪便多为糊状,一般无肉眼黏液和脓血,显微镜下可见少量脓细胞和红细胞,隐血试验阳性,粪便浓缩有时可查到结核分枝杆菌,对痰菌阴性者有意义。

(3)血沉:多明显加快,可作为评估结核病活动程度的指标之一。

(4)结核菌素试验:呈强阳性反应,此指标有助本病诊断。

2.X 线检查

X线胃肠钡餐造影和钡剂灌肠检查对肠结核的诊断具有重要价值。溃疡型肠结核X线钡影呈跳跃征象,即钡剂在病变段排空快、充盈不佳,呈激惹状态,而在病变的上、下两端钡剂则充盈良好。增生型肠结核表现肠管狭窄、收缩畸形、肠管充盈缺损、黏膜皱襞紊乱等X线征象。结核性腹膜炎患者的腹部X线平片可见到钙化影,提示钙化的肠系膜淋巴结结核。钡餐造影可发现肠结核、肠粘连、肠瘘、肠腔外肿块等征象,对本病诊断有辅助价值。对并发肠梗阻者只宜做钡剂灌肠检查。

3.纤维结肠镜检查

纤维结肠镜检查对本病诊断有重要价值,可直接观察到全结肠和回肠的病变范围及性质。内镜下见肠黏膜充血、水肿、溃疡(常呈横形、边缘呈鼠咬状)、大小及形态各异的炎症息肉或肠腔变窄等。通过肠黏膜组织活检,找到结核分枝杆菌或干酪样坏死性肉芽肿,则可以确诊。

(五)诊断要点

如有以下情况应考虑本病:①中青年患者有肠外结核,主要是肺结核;②临床表现有腹痛、腹泻、右下腹压痛,腹部肿块,原因不明的肠梗阻,伴有发热、盗汗等结核毒血症状;③X线小肠钡剂检查发现跳跃征、溃疡、肠管变形和肠腔狭窄等征象;④结肠镜检查发现回盲部肠黏膜充血、水肿、溃疡、炎症息肉或肠腔狭窄;⑤结核菌素试验强阳性。如活体组织病检发现干酪性肉芽肿可以确诊,活检组织中找到抗酸染色阳性杆菌有助诊断。对疑似病例,试行抗结核治疗 2～6 周,症状明显改善,2～3 个月后肠镜检查病变明显改善或好转,可作出肠结核的临床诊断。

(六)治疗要点

肠结核的治疗目的是消除症状、改善全身情况、促使病灶愈合及防治并发症。及早治疗肠结核,可以使病变逆转。

1.休息与营养

摄取足够的营养,多休息能增强患者的抵抗力,是治疗的基础。

2.抗结核化学药物治疗

有血行播散或严重结核毒血症状时,可加用糖皮质激素短期治疗。

3.对症治疗

对症治疗包括以下几点。①纠正水、电解质酸碱平衡紊乱:对于腹泻或营养摄入不足者,应加强营养,适量补充维生素 A、维生素 D 或静脉高营养液,纠正水、电解质代谢紊乱和酸碱平衡失调;②腹痛:可应用解痉、止痛药物;③对不完全肠梗阻者,需行胃肠减压。

4.手术治疗

对以下情况应进行手术治疗:①对内科治疗未见好转的肠梗阻者;②急性肠穿孔者或慢性肠穿孔瘘管形成经内科治疗而未能闭合者;③肠道大量出血经积极抢救不能有效止血者;④诊断困难需剖腹探查者。

二、结核性腹膜炎

(一)病因与发病机制

本病由结核分枝杆菌感染腹膜引起,多继发于肺结核或体内其他部位结核病。主要感染途径是由腹腔内的结核病灶直接蔓延感染腹膜引起,如肠结核、肠系膜淋巴结结核、输卵管结核等活动性结核病灶为常见的原发病灶。少数病例可由血行播散引起,常由活动性肺结核、关节、骨、睾丸结核引起,并可伴结核性多浆膜炎、结核性脑膜炎等。

(二)病理变化

根据本病的病理解剖特点,可分为渗血、粘连、干酪 3 型,以前两型为多见。在本病发展的过程中,上述两种或 3 种类型的病变可并存,称为混合型。

(三)临床表现

本病因病理类型及机体反应性的不同临床表现各异。一般起病缓慢,早期症状较轻;少数起病急骤,以急性腹痛、高热为主要表现;极少数患者起病隐匿,无明显症状,仅因腹部其他疾病进行手术时,才被意外发现。

1.症状

(1)全身症状:结核毒血症最常见,主要是发热与盗汗。多为低热和中度热,约 1/3 患者有弛张热,少数可呈稽留热。高热伴有明显毒血症者,主要见于渗血型、干酪型,或见于伴有粟粒型肺结核、干酪样肺炎等严重结核病的患者。部分患者有食欲下降、体重减轻、贫血、水肿等营养不良表现。

(2)腹部症状:①腹痛与腹胀,疼痛多位于脐周、下腹或全腹。早期腹痛不明显,以后可呈持续性隐痛或钝痛,也可始终无腹痛。当并发不完全性肠梗阻时,有阵发性绞痛。偶可出现急腹症表现,系因肠系膜淋巴结结核或腹腔内其他结核的干酪样坏死病灶溃破引起,或肠结核急性穿孔所致,多数患者出现不同程度的腹胀,多为结核毒血症或腹膜炎伴有肠道功能紊乱引起,也可因腹水或肠梗阻所致。②腹泻与便秘,腹泻常见,一般每天不超过3~4次,粪便多呈糊样。腹泻主要由腹膜炎所致的肠功能紊乱引起,也可由溃疡型肠结核导致吸收不良、干酪样坏死病变引起的肠管内瘘等引起。有时腹泻与便秘交替出现。

2.体征

脐周可有大小不一肿块,边缘不整,表面粗糙,活动度小。可有轻微腹部压痛,也可有少量至中等量腹水。

(1)全身情况:慢性病容,后期有消瘦、贫血、水肿、舌炎、口角炎等营养不良表现。

(2)腹部压痛和反跳痛:多数患者有腹部压痛,但一般轻微;少数压痛严重,且有反跳痛,常见于干酪型结核性腹膜炎。

(3)腹部肿块:多位于脐周,大小不一,边缘不整,表面粗糙,有时呈结节感,活动度小。多见于干酪型或粘连型,主要是由增厚的大网膜、肿大的肠系膜淋巴结、粘连成团的肠曲或干酪样坏死脓性物积聚而成。

(4)腹壁柔韧感:常见,这是由腹膜受到轻度刺激或慢性炎症引起,是结核性腹膜炎的临床特征。

(5)腹水:多为少量至中量。患者常有腹胀感,与腹水、结核毒血症或腹膜炎导致肠功能紊乱等有关。

3.并发症

肠梗阻常见,也可出现肠瘘、急性肠穿孔及腹腔内脓肿。

肠结核和结核性腹膜炎的临床表现,见表3-1。

表 3-1 肠结核和结核性腹膜炎的临床表现

区别点	肠结核	结核性腹膜炎
腹痛部位	多位于右下腹	多位于脐周,下腹或全腹
腹痛性质	多呈隐痛或钝痛,有时进食可诱发或加重疼痛伴便意,排便后可有不同程度的缓解。并发肠梗阻时,有腹部绞痛	可呈持续性隐痛或钝痛,也可始终无腹痛。如腹痛呈阵发性加剧,应考虑并发不完全型肠梗阻

区别点	肠结核	结核性腹膜炎
腹泻	溃疡性肠结核的主要表现是腹泻,每天 2～4 次,重者可达10余次,粪便呈糊状,不含黏液、脓血,无里急后重感。有时患者腹泻与便秘交替。增生型肠结核的主要表现是便秘	腹泻常见,一般每天不超过 3 次,粪便呈糊状,有时腹泻与便秘交替出现。患者可有不同程度的腹胀
全身症状	溃疡性肠结核常有结核毒血症的表现,如不同热型的长期发热、盗汗伴有倦怠、消瘦,后期可出现营养不良的表现;可同时有肠外结核特别是活动性肺结核的表现。增生型者一般情况较好,多伴有肠外结核表现	结核毒血症状,主要是发热与盗汗。后期可有消瘦、水肿、贫血、舌炎等营养不良表现
体征	主要为腹部肿块,常在右下腹扪及,较固定,质地中等,伴有轻、中度压痛	腹壁柔韧感常见。脐周可有大小不一肿块,边缘不整,表面粗糙,活动度小。可有轻微腹部压痛,也可有少量至中等量腹水
并发症	肠梗阻多见,慢性穿孔可有瘘管形成	肠梗阻常见,也可出现肠瘘及腹腔内脓肿

(四)实验室及其他辅助检查

1.实验室检查

(1)血常规:病程较长且有活动性病变的患者有轻至中度贫血。白细胞计数多正常,有腹腔结核病灶急性扩散或干酪型患者,白细胞计数可增高。

(2)红细胞沉降率:病变活动时血沉增快,病变趋于静止时逐渐正常,故血沉检查可作为活动性病变的指标。

(3)结核菌素试验:试验呈强阳性有助于本病诊断。

2.腹水检查

腹水为渗出液,多呈草黄色,静置后有自然凝固块,少数为淡血色,偶见乳糜性,比重一般超过1.018,蛋白质含量>30 g/L,白细胞计数$>3\,500\times10^6$/L,以淋巴细胞为主。但有时因低清蛋白血症,腹水蛋白含量减少,腹水性质可接近漏出液,可检测血清—腹水清蛋白梯度来鉴别。腹水腺苷脱氨酶活性增高时,可能是结核性腹膜炎。本病的腹水结核分枝杆菌或结核分枝杆菌培养的阳性率都很低。腹水细胞学检查的目的是排出癌性腹水,宜作为常规检查。

3.腹部 B 超检查

通过 B 超可发现少量腹水和判断腹部包块性质,并可在 B 超的定位下进行腹腔穿刺抽腹水。

4.X 线检查

腹部 X 线平片检查有时可见到钙化影,提示钙化的肠系膜淋巴结结核。胃肠 X 线钡餐检查可发现肠结核、肠粘连、肠瘘、肠腔外肿块等征象,对本病诊断有辅助价值。

5.腹腔镜检查

腹腔镜检查对诊断有困难者具确诊价值。一般适用于有游离腹水的患者,可见腹膜、网膜、内脏表面有散在或集聚的灰白色结节,浆膜失去正常光泽,呈混浊粗糙,活组织检查有确诊价值。如腹膜有广泛粘连者则不能进行腹腔镜检查。

(五)诊断

有以下情况应考虑本病:①青壮年患者,有结核病史,伴有其他器官结核病证据;②不明原因发热达2周以上,伴有腹痛、腹胀、腹水、腹壁柔韧感或腹部包块;③腹水为渗出液,以淋巴细胞为主,普通细菌培养阴性;④X 线胃肠钡餐检查发现肠粘连等征象;⑤结核菌素试验呈强阳性。

典型病例可作出临床诊断,予抗结核治疗 2 周以上,如有效可确诊。不典型病例,主要是有游离腹水病例,行腹腔镜检查并作活检,符合结核改变可确诊。

(六)治疗要点

及早给予合理、足够疗程的抗结核化学药物治疗是本病治疗的关键,其目的是为了达到早日康复、避免复发和防止发生并发症。

1.抗结核化学药物治疗

在用药过程中需注意:对一般渗出型患者,由于腹水及症状消失较快,患者常会自行停药,而导致复发,故必须强调全程规则治疗;对粘连型或干酪型患者,由于大量纤维增生,药物不易进入病灶达到有效浓度,故需联合用药及适当延长抗结核的疗程。

2.腹水治疗

如有大量腹水,可适当放腹水以减轻症状。

3.手术治疗

经内科治疗未见好转的肠梗阻、肠穿孔、肠瘘均可行手术治疗。本病诊断有困难,与急腹症不能鉴别时,可考虑剖腹探查。

三、肠结核和结核性腹膜炎患者的护理

(一)主要护理诊断

1.腹痛

腹痛与结核分枝杆菌侵犯肠壁,导致肠蠕动增加、结肠痉挛、肠梗阻、腹膜炎症或盆腔结核有关。

2.腹泻

腹泻与结核分枝杆菌感染、腹膜炎致肠功能紊乱有关。

3.便秘

便秘与肠功能紊乱、肠腔狭窄或梗阻有关。

4.营养失调:低于机体需要量

这与结核分枝杆菌毒素所致毒血症、消化吸收功能障碍有关。

5.潜在并发症

肠梗阻、肠穿孔、肠瘘、腹腔脓肿等。

6.体温过高

体温过高与结核毒血症有关。

7.体液过多

体液过多与腹膜炎症致腹水形成有关。

8.焦虑

焦虑与病程长、治疗疗程长有关。

(二)护理措施

1.一般护理

(1)休息与活动:嘱患者卧床休息,减少活动,以降低代谢,减少毒素的吸收。

(2)饮食:①做好解释工作,向患者及其亲属解释结核病是一种慢性消耗性疾病,通过加强营养、多休息、适当活动,保持心情舒畅有利于疾病的康复。②饮食原则,应给予高热量、高蛋白、高维生素、易消化的食物,如新鲜蔬菜、水果、鲜奶、肉类及蛋类等。注意食物的色、香、味以促进患者食欲。腹泻明显的患者应少食乳制品、富含脂肪的食物和粗纤维食物,以免加快肠蠕动。肠梗阻的患者应禁食,并给予静脉营养。③全胃肠外营养,严重营养不良者遵医嘱给予静脉营养治疗,以满足机体代谢需要。④营养状况监测,每周测体重一次,并监测血红蛋白、红细胞、电解质等有关指标,以判断营养改善状况。

2.病情观察

严密观察腹痛的部位、性质、特点,正确评估病程进展状况。如患者疼痛突然加重,压痛明显,或出现便血等应及时报告医师并积极配合采取抢救措施。观察粪便的颜色、量、性质、化验检查结果及伴随症状。

3.用药护理

(1)遵医嘱给予抗结核化学药物:嘱患者按时、按量规则服用药物,可帮助患者制订一个切实可行的用药计划,以免漏服。

(2)解痉、止痛药:向患者解释药物的作用和不良反应,如阿托品可松弛肠道平滑肌,缓解腹痛,但有口干不良反应,应嘱患者多饮水,以解除不适。

4.对症护理

(1)疼痛的护理。①心理护理:护士与患者多交流,分散其注意力,教会患者相应心理防卫机制,以提高疼痛阈值,使疼痛感减轻。②物理止痛:可采用热敷、按摩、针灸等方法来缓解疼痛。③药物止痛:遵医嘱给患者抗胆碱能药、止痛药。④对肠梗阻所致疼痛加重者,应行胃肠减压。

(2)腹泻的护理:①选择恰当的饮食,应少食乳制品及富含脂肪和粗纤维的食物,以免加快肠蠕动;②注意腹部保暖;③加强肛周皮肤的护理。

5.心理护理

由于慢性结核毒血症状,以及腹痛、腹泻等不适,加之病程长,需长期服药,患者易产生焦虑情绪。护理人员应向患者及亲属介绍有关肠结核和结核性腹膜炎的相关知识,告之只要早期、足量、合理应用抗结核药物,症状可以逐渐缓解和治愈,从而增强患者战胜疾病的信心。指导患者转移注意力,保持轻松愉快的心情,以缓解紧张、焦虑。

6.健康教育

(1)病因及疾病预防指导:向患者及亲属解释该病的病因、消毒及隔离等知识,防止结核分枝杆菌的传播。如告知肺结核患者要注意个人卫生,不可吞咽痰液;牛奶应消毒后饮用;提倡用公筷进餐及分餐制;对结核患者的粪便要消毒处理等。

(2)生活指导:合理营养、充足的休息、加强身体锻炼、劳逸结合,保持心情愉快,以增强机体抵抗力。

(3)用药指导:指导患者坚持遵医嘱服药,不可自行停药。学会自我监测药物的作用和不良反应,如恶心、呕吐等胃肠道反应以及肝肾功能损害等。定期复查,及时了解病情变化,以利于治疗方案的调整。

第七节　急性胰腺炎

一、疾病概述

(一)概念和特点

急性胰腺炎是消化系统常见疾病,是多种病因导致的胰酶在胰腺内被激活后引起胰腺组织自身消化所致的化学性炎症。临床表现以急性腹痛,发热伴有恶心、呕吐及血,尿淀粉酶增高为特点。

本病可见于任何年龄,但以青壮年居多。

急性胰腺炎根据其病情轻重分为轻型急性胰腺炎和重症急性胰腺炎。前者以胰腺水肿为主,临床多见,病情常呈自限性,预后良好。后者临床少见,常继发感染、腹膜炎和休克等多种并发症,病死率高。

(二)相关病理、生理

急性胰腺炎根据其病理改变一般分为两型。

1.急性水肿型

胰腺肿大、间质水肿、充血和炎性细胞浸润等改变。水肿型多见,病情常呈自限性,于数天内自愈。

2.出血坏死型

胰腺肿大、腺泡坏死、血管出血坏死为主要特点。出血坏死型则病情较重,易并发休克、腹膜炎、继发感染等,病死率高。

(三)急性胰腺炎病因

急性胰腺炎的病因在国内以胆道疾病多见,饮食因素次之;在国外除胆石症外,酗酒则为重要原因。

1.胆道系统疾病

国内胆石症、胆道感染、胆道蛔虫是急性胰腺炎发病的主要因素,占50%以上。胆石、感染、蛔虫等因素可致奥迪括约肌水肿、痉挛,使十二指肠壶腹部出口梗阻,胆道内压力高于胰管内压力,胆汁逆流入胰管,从而引起胰腺炎。

2.胰管梗阻

常见病因是胰管结石。胰管狭窄、肿瘤或蛔虫钻入胰管等均可引起胰管阻塞,胰管内压过高,使胰管小分支和胰腺泡破裂,胰液与消化酶渗入间质引起急性胰腺炎。

3.酗酒和暴饮暴食

大量饮酒和暴饮暴食均可致胰液分泌增加,并刺激奥迪括约肌痉挛,十二指肠乳头水肿,胰液排出受阻,使胰管内压增加,引起急性胰腺炎。

4.其他

腹腔手术、腹部创伤、内分泌和代谢性疾病、感染、急性传染病、药物、十二指肠球后穿透性溃疡、胃部手术后输入袢综合征等均与胰腺炎的发病有关。

(四)临床表现

1.症状

(1)腹痛:腹痛为本病的主要表现和首发症状,表现为胀痛、钻痛、绞痛或刀割样痛,呈持续性,有时阵发性加剧。腹痛常位于上腹中部,亦可偏左或偏右,向腰背部呈带状放射。水肿型患者3~5天后疼痛缓解,出血坏死型患者病情发展迅速,腹痛持续时间长,可为全腹痛。

(2)恶心、呕吐及腹胀:起病后即可出现,有时呕吐较为频繁,呕吐物为胃内容物,重者含有胆汁,甚至血液,呕吐后腹痛不减轻,常伴有明显腹胀,甚至出现麻痹性肠梗阻。

(3)发热:多为中度发热,一般持续3~5天。若发热持续1周以上并伴有白细胞计数升高,应考虑胰腺脓肿或胆道炎症等继发感染的可能。

(4)水、电解质及酸碱平衡紊乱:患者可出现轻重不等的脱水,呕吐频繁者可出现代谢性碱中毒。病情严重者可伴代谢性酸中毒,低钾、低镁、低钙血症。

(5)低血压或休克:常见于重症胰腺炎患者,可发生在病程的各个时期。患者烦躁不安、皮肤苍白、湿冷等,极少数患者可突然出现休克,甚至发生猝死。

2.体征

(1)轻症急性胰腺炎:腹部体征较轻,仅有上腹部压痛,肠鸣音减弱,无腹肌紧张、反跳痛。

(2)重症急性胰腺炎:患者呈急性重病面容,痛苦表情,脉搏增快、呼吸急促、血压下降。患者上腹压痛显著,并发腹膜炎时全腹压痛明显、反跳痛,腹肌紧张,肠麻痹时腹部膨隆,肠鸣音减弱或消失。少数患者在腰部两侧可出现 Grey-Turner 征,脐周出现 Cullen 征。

3.并发症

主要见于重症急性胰腺炎。局部并发症有胰腺脓肿和假性囊肿;全身并发症于病后数天出现,并发不同程度的多器官功能衰竭,如急性肾衰竭、急性呼吸窘迫综合征、心力衰竭、消化道出血、肺炎、败血症、真菌感染、糖尿病、血栓性静脉炎及弥散性血管内凝血等。

(五)辅助检查

1.白细胞计数

多有白细胞计数增多及中性粒细胞核左移。

2.血清淀粉酶测定

血清淀粉酶在 6～12 小时开始升高,48 小时开始下降,持续 3～5 天,血清淀粉酶超过正常值 3 倍即可确诊。

3.尿液淀粉酶测定

尿淀粉酶升高较晚,发病后 12～14 小时开始升高,下降缓慢,持续 1～2 周。

4.血清脂肪酶测定

血清脂肪酶常在起病后 24～72 小时开始上升,持续 7～10 天,对病后就诊较晚的急性胰腺炎患者有诊断价值。

5.C 反应蛋白(CRP)

CRP 是组织损伤和炎症的非特异性标志物,在胰腺坏死时 CRP 明显升高。

6.生化检查

暂时性血糖升高常见,持久的空腹血糖＞10 mmol/L 反映胰腺坏死,提示预后不良。可有暂时性低钙血症,若＜1.5 mmol/L 则预后不良。此外,可有血清AST、LDH 增加,血清蛋白降低。

7.影像学检查

X 线腹部平片可见"哨兵袢"和"结肠切割征",为胰腺炎的间接指征,并可发现肠麻痹或麻痹性肠梗阻征象。腹部 B 超、CT 扫描、MRI 显像检查可见胰腺弥漫增大,轮廓与周围边界不清楚,坏死区呈低回声或低密度图像。MRI 胆胰管造影判断有无胆胰管梗阻。

(六)治疗原则

急性胰腺炎的治疗原则为减轻腹痛、减少胰腺分泌、防治并发症。大多数急性胰腺炎属轻症胰腺炎,经 3～5 天积极治疗可治愈。重症胰腺炎必须采取综合性治疗措施,积极抢救。

1.抑制或减少胰腺分泌

(1)禁食及胃肠减压:轻型胰腺炎患者需短期禁食,肠麻痹、肠胀气明显或需手术者宜行胃肠减压。

（2）抗胆碱能药及止痛治疗：应用阿托品、山莨菪碱等，可减少胃酸分泌，缓解胃、胆管及胰管痉挛。注意有肠麻痹、严重腹胀时不宜使用。腹痛剧烈者可给予哌替啶肌内注射。

（3）H_2 受体拮抗剂：常用西咪替丁、雷尼替丁、法莫替丁静脉滴注，可减少胃酸分泌，从而减少胰腺分泌，可预防应激性溃疡。

（4）减少胰液分泌：抑制胰液和胰酶分泌是治疗出血坏死型急性胰腺炎的有效方法，尤以生长抑素和其类似物奥曲肽疗效较好。

2.抗休克及纠正水电解质平衡失调

根据病情积极补充液体和电解质，避免低钾、低钠、低钙。休克者可输入血浆、清蛋白、全血及血浆代用品；血压不升者可用血管活性药，如多巴胺、间羟胺等。代谢性酸中毒时，应用碱性药物纠正。

3.抗感染

通常选用对肠道移位细菌敏感且对胰腺有较好渗透性的抗生素，常用药物有氧氟沙星、环丙沙星、克林霉素、甲硝唑及头孢菌素类抗生素，注意联合用药、足量使用。

4.并发症的处理

对于急性出血坏死型胰腺炎伴腹腔内大量渗液者，或伴急性肾衰竭者，可采用腹膜透析治疗；并发糖尿病者可使用胰岛素。

5.手术治疗

对于急性出血坏死型胰腺炎经内科治疗无效，或怀疑肠穿孔、胰腺脓肿、弥漫性腹膜炎、肠梗阻及肠麻痹坏死、胆道梗阻加重者宜尽早行外科手术治疗。

二、护理评估

（一）一般评估

1.一般情况

了解患者的年龄、性别、职业、是否爱好饮酒、有无暴饮暴食的习惯；有无胆道系统疾病、胰腺疾病等病史、有无高脂血症史、有无创伤史、有无高血压、糖尿病等其他疾病史、有无过敏史。

2.患者主诉

有无皮肤苍白、发热、腹痛、腹胀、黄疸、恶心、呕吐、低血压、休克等症状。注意有无放射痛以及放射痛的部位。

3.相关记录

体重、体位、饮食、皮肤、用药等记录结果。

(二)身体评估

1.头颈部

患者有无急性痛苦面容或巩膜黄染等情况。

2.腹部

下腹部皮肤有无出现大片青紫色瘀斑;脐周皮肤有无出现颜色(呈蓝色)改变;患者有无出现呕吐,注意评估呕吐物的量及性质;患者有无腹痛、压痛、反跳痛、腹肌紧张;有无移动性浊音;有无肠鸣音减弱或消失。

3.其他

有无皮肤苍白、湿冷,皮肤黏膜弹性有无减退。

(三)心理-社会评估

患者及家属对疾病的认识程度,对治疗方案与疾病预后的了解程度;患者在严重腹痛时的恐惧、焦虑程度和对该疾病心理承受能力;患者的家人、同事、朋友对患者的关心程度;患者的经济承受能力以及医疗保障系统的支持程度。

(四)辅助检查结果评估

1.血清淀粉酶

评估患者血清淀粉酶是否在 6～12 小时开始升高,是否超过正常值 3 倍。

2.尿液淀粉酶

评估患者尿淀粉酶是否在 12～14 小时开始升高,并持续 1～2 周。

3.血清脂肪酶

评估患者血清脂肪酶是否在发病后 24～72 小时开始上升,并持续 7～10 天。

4.C 反应蛋白(CRP)

评估患者 CRP 是否明显升高。

5.血糖

评估患者的空腹血糖是否 >10 mmol/L,若 <1.5 mmol/L 则预后不良。

6.影像学检查

X 线检查腹部平片是否可见"哨兵祥""结肠切割征",有无发现肠麻痹或麻痹性肠梗阻征象。腹部B超、CT 扫描、MRI 检查是否可见胰腺弥漫增大,轮廓与周围边界不清楚,坏死区呈低回声或低密度图像。MRI 胆胰管造影有无胆胰管梗阻。

(五)治疗效果的评估

1.禁饮食和胃肠减压

患者恶心、呕吐、腹痛、腹胀、腹肌紧张症状有无消失或明显减轻。

2.镇痛药物

给予患者镇痛药后,注意评估患者用药后有无疼痛减轻、性质有无改变。

3.抗菌药物

给患者使用抗生素后,体温有无恢复正常,患者的感染症状有无控制。病程后期应密切评估有无真菌感染,必要时进行血液与体液标本真菌培养。

4.抗休克治疗

患者经过积极补充液体和电解质后,患者的体温、脉搏、呼吸、血压、神志有无恢复到正常,皮肤是否红润、干燥,尿量有无增加。重点评估患者的循环血量是否恢复、休克症状的改善状态,是否需要继续补液。

5.手术治疗

经过手术治疗的患者,评估患者术后的情况,生命体征是否平稳,手术切口有无渗出、渗出液的颜色、形状与量。有无使用引流管,带有引流管的患者要保持引流管通畅,观察引流液的颜色、形状与量。

三、主要护理诊断

(一)腹痛

腹痛与胰腺组织及其周围组织炎症、水肿或出血性坏死有关。

(二)体温过高

体温过高与急性胰腺炎组织坏死或感染有关。

(三)生活自理能力缺陷

生活自理能力缺陷与患者禁食、发热或腹痛等导致的体质虚弱有关。

(四)潜在并发症

(1)休克:与严重呕吐丢失大量体液或消化道出血有关。

(2)消化道出血:与应激性溃疡或胰腺坏死穿透横结肠有关。

四、护理措施

(一)病情监护

严密观察患者体温、脉搏、呼吸、血压及神志变化。观察患者腹痛的部位及性质,有无放射痛、腹胀等,经治疗后疼痛有无减轻、疼痛性质和特点有无改变。若疼痛持续存在,则考虑是否有局部并发症发生。注意观察患者呕吐物的量及性质,行胃肠减压者,观察和记录引流量及性质。观察患者皮肤的色泽与弹性有无变化,判断失水程度,准确记录 24 小时出入量。监测患者电解质、血尿淀粉酶、血糖的变化,做好血气分析的测定。

(二)休息与体位

患者应绝对卧床休息,协助患者选择舒适卧位,腹痛时帮助患者采取弯腰、前倾坐位、屈膝侧卧位,缓解疼痛。保持室内环境安静,保证睡眠,促进体力恢复,以改善病情。

(三)饮食护理

急性期患者要禁食、禁饮,要向患者解释禁食、禁饮的意义,以取得患者的配合。当患者疼痛减轻、发热消退、腹痛和呕吐症状基本消失、血尿淀粉酶降至正常后,可给予少量低脂、低糖流质,以后逐步恢复正常饮食,但忌高脂肪、高蛋白质饮食。

(四)用药护理

遵照医嘱给予止痛药,注意药物不良反应,禁用吗啡。

(五)口腔护理与高热护理

禁食期间口渴时可用温开水含漱或湿润口唇;胃肠减压期间,每天可用消毒液状石蜡涂抹鼻腔和口唇,定时用生理盐水清洗口腔,做好口腔护理。高热时给予物理降温,遵医嘱给予退热剂,做好皮肤护理,严格执行无菌操作。

(六)防止低血容量性休克

(1)准备抢救用品,如静脉切开包、人工呼吸机、气管切开包等。

(2)病情严重时转入重症监护病房(ICU)监护,密切监测血压、神志及尿量的变化。

(3)嘱患者取平卧位,注意保暖及氧气吸入。

(4)迅速建立静脉通道,必要时静脉切开,遵医嘱输入液体、全血或血浆,补充血容量。如血压仍不上升,按医嘱给予升压药物,根据血压调整给药速度。必要时测定中心静脉压以决定输液量和速度。

(七)健康教育

(1)疾病知识指导:向患者解释本病的主要诱发因素、预后及并发症知识。

告诫患者积极治疗胆道疾病,避免该病复发。注意防治蛔虫感染。出院初期应注意避免过度劳累及情绪激动。出现腹痛、腹胀、恶心等表现时,要及时就诊。

(2)饮食指导:指导患者掌握饮食卫生知识、平时养成规律进食习惯、避免暴饮暴食和饱食。腹痛缓解后,应从少量低脂、低糖饮食开始逐渐恢复正常饮食,应避免刺激性强、产气多、高脂肪、高蛋白食物,戒烟戒酒。强调采用低脂易消化饮食,忌食刺激性食物对预防疾病发生及复发的重要性。

(3)及时就诊的指标:告知患者出院后复诊的时间、地点;当出现腹痛、腹胀、恶心、呕吐等症状时要及时就医。

第四章 肾内科常见病护理

第一节 尿 路 感 染

尿路感染是由各种病原微生物感染所引起的尿路急、慢性炎症。尿路感染分为上尿路感染和下尿路感染,上尿路感染指的是肾盂肾炎,下尿路感染包括尿道炎和膀胱炎。肾盂肾炎又分为急性肾盂肾炎和慢性肾盂肾炎。好发于女性。

一、护理评估

(一)病因及发病机制

1.病因

主要为细菌感染所致,致病菌主要以革兰氏阴性杆菌为主,其中以大肠埃希菌最常见,约占 70% 以上;其次依次是变形杆菌、克雷伯杆菌、产气杆菌、沙雷杆菌产碱杆菌、粪链球菌、铜绿假单胞菌和葡萄球菌;偶见厌氧菌感染。

2.发病机制

(1)上行感染为最常见的途径:由于女性尿道短而宽,且尿道口靠近肛门附近,尿道口常有肠源性革兰氏阴性菌寄居,在性交等情况下,这些细菌可进入膀胱,故受感染的机会增高。此外,可见少量的血行感染。

(2)机体防御能力:细菌进入机体后能否引起感染与机体的防御功能和细菌本身的致病力有关。机体的防御功能主要包括:①尿液的冲刷作用可清除大部分入侵的细菌;②尿路黏膜及其所分泌 IgA 和 IgG 等可抵御细菌的入侵;③尿液中高浓度的尿素和酸性环境不利于细菌生长;④男性前列腺分泌物可抑制细菌生长。

(3)易感因素:在各种易感因素作用下,尿路抵抗力会被削弱,容易发生尿路感染。最主要的易感因素是尿路的复杂情况所导致的尿路不畅,其尿路感染的发生率较正常者高 1.2 倍,有这种情况的尿路感染称复杂性尿路感染。泌尿系统结构畸形也是易感因素之一。此外,长期卧床的慢性患者和长期服用免疫抑制剂的患者,会因为机体的抵抗力降低而易发生尿路感染。其他常见因素有尿道内或尿道口周围的炎症病变、局部使用杀精化合物避孕、尿路和尿路器械检查、遗传因素等均可增加尿路感染的易感因素。

(二)健康史

(1)询问患者的起病时间、有无感染等明显诱因。

(2)了解患者有无尿频、尿急、尿痛等尿路症状;有无寒战、高热、头痛等全身症状。

(3)了解患者有无慢性病或长期应用免疫抑制剂。

(4)询问患者曾做过何种检查,了解其治疗经过、效果以及是否遵医嘱治疗,了解患者目前用药情况包括药物的种类、剂量、用法,是否按医嘱服药,有无药物过敏史。

(三)身体状况

1.膀胱炎

膀胱炎约占尿路感染的 60%,患者主要表现为尿频、尿急、尿痛,伴有耻骨弓上不适。一般无全身感染的表现。

2.急性肾盂肾炎

急性肾盂肾炎的典型表现有以下几方面。

(1)全身表现:起病急,常有寒战、高热、全身不适、疲乏无力、食欲缺乏、恶心呕吐,甚至腹痛、腹胀或腹泻等。如高热持续不退,提示并存尿路梗阻、肾周脓肿或败血症等。

(2)泌尿系统表现:常有尿频、尿急、尿痛等尿路刺激症状,多数伴腰痛或肾区不适。肋脊角有压痛和(或)叩击痛。腹部上输尿管点、中输尿管点和耻骨上膀胱区有压痛。

(3)尿液变化:可见脓尿或血尿。

临床上轻症患者全身症状可不明显,仅有尿路局部表现和尿液变化,与膀胱炎鉴别困难。

3.无症状细菌尿

无症状细菌尿又称隐匿型尿路感染,即患者有真性细菌尿但无尿路感染症状,其发生率随年龄增长而增加,超过 60 岁的妇女发生率可达 10%~12%。此外,孕妇中约 7%有无症状细菌尿,其中部分以后会发生急性肾盂肾炎。

4.尿路感染并发症

(1)肾乳头坏死:常发生于严重的肾盂肾炎伴有糖尿病或尿路梗阻时,可出现败血症、急性肾衰竭等。临床表现为高热、剧烈腰痛、血尿,可有坏死组织脱落从尿中排出,发生肾绞痛。

(2)肾周围脓肿:常由严重的肾盂肾炎直接扩散而来,患者多有尿路梗阻等易感因素。患者原有的临床表现加重,出现明显的单侧腰痛,向健侧弯腰时疼痛加剧,不宜使用抗感染治疗,必要时做脓肿切开引流。

(四)实验室及其他检查

1.尿常规检查

尿中白细胞计数增多、脓尿;红细胞计数也增加,少数有肉眼血尿;尿蛋白常为阴性或微量。

2.尿细菌学检查

清洁中段尿细菌定量培养菌落计数 $\geqslant 10^5/mL$,如排除假阳性,则为真性菌尿。$10^4 \sim 10^5/mL$ 为可疑阳性,需复查;如 $< 10^4/mL$ 则可能是污染。

3.影像学检查

腹部平片、静脉肾盂造影检查(IVP)对于慢性反复发作或经久不愈的肾盂肾炎是比较适合的检查方法,可疑确定有无结石、梗阻、泌尿系统先天性畸形等。尿路感急性期不宜做 IVP。

4.其他

急性肾盂肾炎血常规示白细胞计数增多,血沉增快。

(五)心理-社会评估

尿路感染常伴有尿频、尿急、尿痛等尿路症状,且出现寒战、高热、头痛、食欲缺乏、恶心呕吐、白细胞计数增多等全身表现,患者由于对该疾病的不了解,容易产生紧张、焦虑、恐惧的情绪。应评估患者的心理状态,及家庭社会支持系统,进行相应的干预。

二、主要护理诊断及医护合作性问题

(1)排尿障碍:与炎症刺激膀胱有关。

(2)体温过高:与急性肾盂肾炎发作有关。

(3)潜在并发症:肾乳头坏死、肾周围脓肿等。

三、护理目标

患者尿频、尿急、尿痛的症状减轻或消失;体温恢复正常,有效地预防了潜在并发症的发生;患者对尿路感染的原因及治疗有了一定的了解,知道如何预防尿路感染的发生。

四、护理措施

(一)排尿障碍

1.保持心情愉快

可通过听轻音乐、欣赏小说、看电视等,分散患者注意力,缓解紧张、焦虑情绪。急性发作期应取屈曲位卧床休息。

2.饮食

进食清淡富有营养的食物,注意补充维生素。在无禁忌证的情况下,多饮水,勤排尿,以减少细菌在尿路的停留。尿路感染者每天摄水量不应低于2 000 mL。

3.保持皮肤黏膜的清洁

定期清洗会阴部,减少肠道细菌侵入尿路而引起感染的机会。及时更换衣物,注意个人卫生。

4.缓解疼痛

多饮水,可饮用白开水或糖水,增加排尿,冲刷尿路,减少炎症对膀胱的刺激;分散患者的注意力,与其谈话,做松弛术等,可以减少排尿的次数;指导患者热敷或按摩膀胱区,缓解肌肉痉挛,减轻疼痛。

5.热护理

进行物理降温,酒精擦浴,或按医嘱给予药物降温。

6.药物护理

按医嘱使用抗生素、抗胆碱能药物或口服碳酸氢钠。注意观察药物的疗效及不良反应。尿路刺激征明显者遵医嘱给予阿托品、普鲁苯辛等抗胆碱能药物。嘱患者按时、按量、按疗程服药,不可随意加大药量或擅自停药。

7.健康指导

向患者讲解膀胱刺激征发生的诱因,如过度劳累、会阴部不清洁等,嘱患者合理安排工作和生活,多饮水,注意个人卫生,保持会阴部的清洁,同时应多参加体育锻炼,增强自身体质,加强营养,增强机体抵抗力。

(二)体温过高

1.休息和睡眠

为患者提供一个安静、舒适的休息环境,加强生活护理。

2.饮食护理

进食清淡并富含营养容易消化的食物,补充维生素,多饮水,每天饮水量要超过 2 000 mL,以增加尿量冲洗尿路,减少炎症对膀胱和尿道的刺激。

3.病情观察

监测患者体温、尿量、尿液状态的变化;注意观察患者的精神状态,全身情况。注意抗生素应用的效果,症状有无反复。若出现持续高温或体温升高,且腰痛加剧,警惕肾周围脓肿、肾乳头坏死等并发症,及时通知医师。

4.高热的护理

高热患者应卧床休息,体温在 38.5 ℃以上者,可用物理降温或遵医嘱肌内注射柴胡等降温药。

5.尿菌学检查的护理

做尿细菌定量培养时最好用清晨第 1 次尿(尿液停留膀胱 8 小时以上)的清洁、新鲜中段尿液送检。为保证培养结果的准确性,尿细菌定量培养需注意:①在应用抗生素之前或停药 5 天之后留取尿标本;②留取尿液时要严格无菌操作,先充分清洁外阴、包皮,清洁尿道口,在留取中段尿液,并在 1 小时内做细菌培养,或冷藏保存;③尿标本中勿混入消毒药液,女性患者留尿时注意勿混入白带。

6.用药护理

用药前,先做中段尿培养及药物敏感试验,以利于合理使用抗生素。最好取清晨隔夜尿,以膀胱穿刺法取尿标本为最理想。注意观察药物毒副作用和变态反应,发现问题及时向医师报告。

7.心理护理

患者往往对此病认识不足,有的不重视,不按医嘱要求治疗,有的过度紧张,精神压力大。护理人员对患者要关怀体贴,根据不同情况向患者做好解释工作,消除其影响治疗的心理因素,使之积极配合治疗。

8.预防并发症

注意休息,合理应用抗生素,避免感染的扩散而导致严重情况。

9.健康指导

(1)按医嘱服用抗生素:许多患者在用药 1~2 天症状即缓解,3~5 天症状可基本消失。此时很多患者常自行停药或随意减量,这是造成病情反复的原因之一。

(2)多饮水:尿路感染患者每天饮水量要达 1 500 mL 以上。

(3)重视身心调节:现代医学模式已从传统的生物医学模式向社会心理医学模式转变,心理治疗逐步为大家所重视。保持心情舒畅,解除紧张情绪,常能使病情减轻,复发减少,直至痊愈。其次,要多参加一些适合的体育活动,如气功、太极拳、快步走、慢跑等,以增强体质,改善机体的防御功能,从而减少细菌侵入机体的机会。

(4)加强饮食调养:给予药物治疗的同时,加强饮食调养。在缓解期宜多吃滋补益肾的食物,如瘦肉、鱼虾、木耳等,以增强体质,提高机体免疫力。在发作期以清淡易消化且富含营养的食物为主,多饮淡茶水或白开水,吃一些益气解毒利尿之品,如绿豆汤、冬瓜汤、梨等;少食菠菜,因菠菜中含有较多草酸,草酸与钙结合可生成难溶的草酸钙,在慢性尿路感染患者容易形成结石。忌酒戒烟,不食辛辣刺激之物,如辣椒、蒜、香料等。

(5)保持阴部清洁:外阴部潮湿、分泌物较多,是细菌最容易生长繁殖的部位。此外细菌也是引起尿路感染最常见的病原体。因此,保持外阴部清洁卫生是预防尿路感染最有效的方法之一。要求做到每天用温开水清洗外阴部,也可用 1 : 10 000 的高锰酸钾溶液清洗外阴。男性包皮过长也容易引起尿路感染,必须每天清洗,保持干净。

(6)避免穿过紧的衣裤:内衣内裤要使用棉制品。

五、护理评价

患者尿频、尿急、尿痛的症状减轻或消失;体温恢复正常,有效地预防了潜在并发症的发生;患者对尿路感染的原因及治疗有了一定的了解,知道如何预防尿路感染的发生。

第二节　急性肾小球肾炎

急性肾小球肾炎简称急性肾炎。广义上指一组病因及发病机制不一,但临床上表现为急性起病,以血尿、蛋白尿、水肿、高血压和肾小球滤过率下降为特点的肾小球疾病,故也常称为急性肾炎综合征。临床上绝大多数属急性链球菌感染后肾小球肾炎。本症是小儿最常见的一种肾脏病。年龄以 3～8 岁多见,2 岁以下罕见。男女比例约为 2∶1。

一、护理评估

(一)病因及发病机制

急性链球菌感染后肾小球肾炎多为 β 溶血性链球菌"致肾炎菌株"(常为 A 组链球菌中的 XII 型)感染后所致。常在上呼吸道感染等链球菌感染后发生。其发病机制:①免疫复合物沉积于肾脏;②抗原原位种植于肾脏。

(二)健康史

(1)询问患者的年龄,发病时间,有无前驱感染,如呼吸道或皮肤感染,不明原因发热等。

(2)询问患者是否有水肿,血尿或蛋白尿发生,是否有疲乏、厌食、头晕、呕吐、视力模糊、腰部钝痛等症状,睡眠、食欲、体重等方面是否有改变。

(3)了解患者有无急性肾盂肾炎、过敏性紫癜等疾病史。

(4)了解患者进行过何种检查,检查结果如何,是否服用过有关药物,服药的时间,剂量,效果如何。

(三)身体状况

1.主要症状

本病好发于儿童,男性多见。前驱感染后有 1～3 周的潜伏期,呼吸道感染者的潜伏期较皮肤感染者的短。患者起病急,病情轻重不一,轻者仅尿常规及血清补体 C3 异常,重者可出现急性肾衰竭。大多数预后良好,常在数月内临床自愈。典型者呈急性肾炎综合征的表现。

(1)尿异常:几乎所有患者均有肾小球源性血尿,约 30% 出现肉眼血尿,且常为首发症状或患者就诊的原因。可伴有轻、中度蛋白尿,少数(<20%)患者可呈大量蛋白尿。

(2)水肿:常为首发症状,见于 80% 以上的患者。水肿主要是肾小球滤过率下降导致水、钠潴留所引起,表现为晨起眼睑水肿,呈"肾炎面容",可伴有下肢轻度凹陷性水肿,少数严重者可波及全身。

(3)高血压:见于 80% 左右病例,老年人更多见。多为一过性的轻、中度高血压,具有重要的诊断价值。亦可见严重高血压,甚至高血压脑病。高血压与水肿程度平行一致,并随利尿治疗而恢复正常。

(4)肾功能异常:大部分患者在起病早期可因尿量减少而出现一过性轻度氮质血症,常于 2 周后,随尿量增加而恢复至正常,仅极少数患者可出现急性肾衰竭。

2.护理体检

测量患者的体重、体温及血压,注意体重是否改变,是否有高血压的发生,若存在高血压症状,判断是一过性高血压还是持续性高血压。观察患者的精神状态,检查患者是否有水肿,评估水肿出现的时间、部位、性质。水肿常为该病起病的第一个症状,若水肿持续发展,常提示预后不良。

3.并发症

(1)心力衰竭:有心脏扩大、奔马律、肺淤血、肝淤血等典型表现,主要为循环血量骤增所致。

(2)高血压脑病:表现为血压明显增高、剧烈头痛、呕吐、嗜睡、神志不清等。

(3)尿毒症:发生于急性期,表现为持续性水肿、高血压,以及血尿素氮和血肌酐明显增高。

(四)实验室及其他检查

(1)尿液检查:常有肉眼血尿和蛋白尿。镜下可见红细胞、白细胞及红细胞管型。

(2)肾功能检查:血尿素氮和血肌酐进行性增高,内生肌酐清除率进行性下降。

(3)肾组织活检:主要为毛细血管内增生性肾小球肾炎。

(4)免疫学检查:部分患者血清补体 C3 下降,8 周内恢复正常水平。抗链球菌溶血素"O"抗体滴定度增高,一般 6~12 个月恢复正常。

(5)B超检查:双侧肾脏轻到中度增大。

(五)心理-社会评估

(1)疾病知识:评估患者对疾病的性质、过程、预后等各方面的知识的了解程度。

(2)心理状态:由于疾病起病急,常伴有水肿、血尿等症状,患者容易产生恐惧、紧张、忧虑的情绪,应给予及时的心理干预。

(3)此病需要患者卧床休息,减轻体力劳动,会对患者的日常生活、学习、工作有一定的影响。

二、主要护理诊断及医护合作性问题

(1)体液过多：与肾小球滤过率下降，水、钠潴留有关。

(2)活动无耐力：与疾病处于发作期，水肿、高血压等有关。

(3)潜在并发症：左心衰竭、急性肾衰竭、高血压脑病。

三、护理目标

患者肾小球滤过率恢复正常，体液逐渐恢复正常，水肿减轻或消失，血尿减轻或消失，患者对疾病有了一定的了解，恐惧减轻或消失，有效地控制了并发症。

四、护理措施

(一)休息

急性期应卧床休息，通常需 2～3 周，待肉眼血尿消失、血压恢复、水肿减退即可逐步增加室内活动量。对遗留的轻度蛋白尿及血尿应加强随访观察而无须延长卧床期。3 个月内宜避免剧烈体力活动。可在停止卧床后逐渐增加活动量，2 个月后如无临床症状，尿常规基本正常，即可开始半天上学，逐步到参加全天学习。

(二)饮食护理

当患者有水肿、高血压或心力衰竭时，应严格限制钠盐的摄入，一般进盐应低于 3 g/d，对于特别严重病例应完全禁盐。在急性期，为减少蛋白质的分解代谢，还应限制蛋白质的摄取量为 0.5～0.8 g/(kg·d)。当血压下降，水肿消退，尿蛋白减少后，即可逐渐增加食盐和蛋白质的量。

除限制钠盐外，也应限制进水量，进水量的控制本着宁少勿多的原则。每天进水量应为不显性失水量(约 500 mL)加上 24 小时尿量。此进水量包括饮食、饮水、服药、输液等所含水分的总量。另外，饮食应注意热量充足、易于消化和吸收。

(三)控制感染灶

对有咽部、皮肤感染灶者应给予青霉素或其他敏感药物治疗 7～10 天。

(四)病情观察

观察患者有无恶心、呕吐、食欲缺乏、气促等表现；监测患者的生命体征，密切观察患者的血压、体重、尿量的变化，若尿量减少或无尿，往往提示发生了急性肾衰竭；观察有无高钾血症的表现。警惕心力衰竭、高血压脑病、尿毒症等严重并发症的发生。

（五）用药护理

严格遵医嘱用药，密切观察激素、免疫抑制剂、利尿剂的疗效和不良反应。告知患者及家属严格遵循诊疗计划的重要性，不可擅自停用和更改药物。鼓励患者配合治疗。糖皮质激素可导致水、钠潴留、血压升高、血糖上升、精神兴奋、消化道出血、骨质疏松、继发感染、伤口不愈合以及类肾上腺皮质功能亢进的表现，如满月脸、水牛背、多毛、向心性肥胖等。对于肾脏疾病患者，使用糖皮质激素后应特别注意有无发生水、钠潴留、血压升高和继发感染，因为这些不良反应可加重肾脏损害，导致病情恶化。

（六）心理护理

急性肾小球肾炎患者会对该病产生害怕或无所谓的态度，这两种心态均不利于疾病恢复，护士应向患者耐心说明该病大部分都会自然痊愈，但是需要患者认真配合治疗，卧床休息。

（七）预防并发症的发生

急性肾小球肾炎可能合并心功能不全，肾衰竭等并发症，积极协助医师处理，预防或有效控制并发症的发生。

（八）健康指导

教会患者能够及时地发现和避免本病复发或活动的诱因。嘱患者注意休息，避免过于劳累；防止受凉感冒或上呼吸道感染；有扁桃体炎、中耳炎、鼻窦炎、龋齿时应及时诊治；注意个人卫生，保持皮肤清洁，防止皮肤感染。患者出院后要定期复查，直至完全康复。

五、护理评价

患者肾小球滤过率恢复正常，体液逐渐恢复正常，水肿减轻或消失，血尿减轻或消失，患者对疾病有了一定的了解，恐惧减轻或消失，有效地控制了并发症。

第三节　肾病综合征

肾病综合征是一组由多种原因包括慢性肾炎引起的临床症群，共同的临床表现为大量蛋白尿（尿蛋白定量＞3.5 g/L）、严重水肿、低蛋白血症（血浆清蛋白

＜30 g/L)和高脂血症。

一、护理评估

(一)病因和发病机制

肾病综合征可分为原发性和继发性两大类。原发性肾病综合征是指原发于肾脏本身的肾小球疾病,如急、慢性肾炎等均可在疾病发展过程中发展成肾病综合征。继发性肾病综合征是指继发于全身性疾病,如糖尿病、多发性骨髓瘤、过敏性紫癜等。本节仅讨论原发性肾病综合征。

肾小球滤过膜由毛细血管内皮细胞层、基底膜层和肾球囊脏层上皮细胞层组成。此滤过膜对蛋白质过滤起屏障作用。肾病综合征时,此屏障作用受损,蛋白质滤出增加,因而出现蛋白尿。尿中大量丧失蛋白质使血浆蛋白降低,血液胶体渗透压下降,改变了毛细血管内与组织间液体交换的平衡,水潴留在组织间隙内形成水肿。由于有效血容量减少,促进肾素、血管紧张素、醛固酮系统分泌增加,引起水、钠潴留,另外因肾血流量减少使肾小球滤过率下降也促使水肿发生。

持久大量蛋白尿,使血浆蛋白特别是清蛋白浓度降低,可出现白、球蛋白比例倒置。患者常伴有营养不良,一般呈负氮平衡。

肾病综合征中脂质代谢紊乱的机制还不很清楚,大都认为与肾脏长期丢失蛋白质,在促进肝内清蛋白合成的同时亦刺激脂蛋白的生成有关。

(二)健康史

(1)询问患者起病有无明显诱因,有无糖尿病或原发性肾脏疾病。

(2)询问患者是否有胸闷、气促、发热、咳嗽等表现。

(3)了解患者是否应用细胞毒性药物和其他免疫抑制剂。

(4)了解患者有无肉眼血尿,有无水肿,询问水肿的进展状况,起始部位。

(5)询问患者曾做过何种检查,了解其治疗经过、效果以及是否遵医嘱治疗,了解患者目前用药情况包括药物的种类、剂量、用法,是否按医嘱服药,有无药物过敏史。

(三)身体状况

原发性肾病综合征的发病年龄、起病缓急与病理类型有关。微小病变型肾病儿童多见;系膜增生性肾病好发于青少年,半数起病急骤,部分为隐匿性;系膜毛细血管性肾病好发于青少年,大多起病急骤;局灶性节段性肾病多发于青少年,多隐匿起病;膜性肾病多见于中老年,通常起病隐匿。典型原发性肾病综合征的临床表现主要表现为以下方面。

1.大量蛋白尿

典型病例可有大量选择性蛋白尿(尿蛋白>3.5 g/d)。其发生机制为肾小球滤过膜的屏障作用,尤其是电荷屏障受损,肾小球滤过膜对血浆蛋白(多以清蛋白为主)的通透性增高,致使原尿中蛋白含量增多,当超过肾小管的重吸收量时,形成大量蛋白尿。

2.低蛋白血症

血浆清蛋白低于 30 g/L,主要为大量清蛋白自尿中丢失所致。除血浆清蛋白降低外,血中的胆固醇、甘油三酯、低密度脂蛋白及极低密度脂蛋白均可增高,血 IgG 可降低。

3.水肿

水肿是肾病综合征最突出的体征,其发生与低蛋白血症所致血浆胶体渗透压明显下降有关。严重水肿者可出现胸腔积液、腹水和心包积液。

4.高脂血症

肾病综合征常伴有高脂血症。其中以高胆固醇血症最为常见;低密度脂蛋白(LDL)、极低密度脂蛋白(VLDL)也常可增加。其发生与肝脏代偿性地增加脂蛋白合成以及脂蛋白分解减少有关。

5.并发症

(1)感染:此为肾病综合征常见的并发症,与大量蛋白质营养不良、免疫功能紊乱及应用肾上腺糖皮质激素治疗有关。感染部位以呼吸道、泌尿道、皮肤感染最多见。感染是肾病综合征复发和疗效不佳的主要原因之一。

(2)血栓、栓塞:肾病综合征患者由于有效血容量减少,血液浓缩及高脂血症使血液黏稠度增加,一些蛋白质自尿中丢失,以及肝脏代偿性合成蛋白质增加,引起机体凝血、抗凝和纤溶系统失衡,加之强效利尿剂的应用进一步加重高凝状态,易发生血管内血栓形成和栓塞,其中肾静脉血栓最为多见。血栓和栓塞是直接影响肾病综合征治疗效果和预后的重要因素。

(3)急性肾衰竭:肾病综合征时,因水肿导致有效循环血容量减少,肾血流量下降,可诱发肾前性氮质血症。虽经扩容、利尿治疗后多可恢复,但少数可发展为肾实质性急性肾衰竭。其表现为无明显诱因出现少尿、无尿,且经扩容、利尿治疗无效,其发生机制可能是肾间质高度水肿压迫肾小管或大量蛋白管型阻塞肾小管,导致肾小管高压,肾小球滤过率骤减。

(4)其他:长期高脂血症易引起动脉硬化、冠心病等心血管并发症;长期大量蛋白尿可导致严重的蛋白质营养不良,儿童生长发育迟缓;IgG 减少致机体抵抗力下降,易发生感染;金属结合蛋白及维生素 D 结合蛋白丢失可致体内铁、锌、铜缺乏,以及钙、磷代谢障碍。

(四)实验室及其他检查

(1)血浆蛋白测定:肾病综合征时,血浆清蛋白低于 30 g/L 是诊断必备条件。

(2)24 小时尿蛋白定量检查:肾病综合征患者 24 小时尿蛋白定量超过 3.5 g 是诊断之必备条件。

(3)尿常规检查:通过尿蛋白定性和尿沉渣镜检,可以初步判断是否有肾小球病变存在。

(4)血脂测定:肾病综合征患者常有脂质代谢紊乱、血脂升高的情况。

(5)肾功能检查:常做的项目为肌酐,此为常做的项目,用来了解肾功能是否受损及受损程度。

(五)心理-社会评估

评估患者有无焦虑、恐惧心理;有无因为形象的改变而产生自卑情绪;患者的社会支持情况。

二、主要护理诊断及医护合作性问题

(1)体液过多:与低蛋白血症致血浆交替渗透压下降有关。

(2)营养失调,低于机体需要量:与大量蛋白的丢失、胃肠黏膜水肿导致蛋白质吸收障碍等因素有关。

(3)有感染的危险:与皮肤水肿,大量蛋白尿导致机体营养不良,激素、细胞毒药物的应用致机体抵抗力下降有关。

(4)潜在并发症:血栓形成、急性肾衰竭、心脑血管并发症。

三、护理目标

患者体液恢复正常,营养状况改善,水肿减轻或消退,避免了受伤;能自我调节情绪;能增进保健知识,坚持合理用药;无并发症的发生。

四、护理措施

(一)休息

重度水肿者卧床休息;一般患者可在室内做轻微活动;病情缓解 3~6 个月

者(包括服用激素者),可逐渐恢复,但应避免大量活动。

(二)饮食护理

给予易消化的高热量、高维生素、优质蛋白饮食。大量蛋白尿时,蛋白质摄入量不宜过多,每天在 1 g/kg 体重。水肿严重者,应短时间限制盐的摄入。提供足够的热量,每千克体重不少于 126~147 kJ/d(30~35 kal/d),注意维生素及钙、铁的补充。服用环磷酰胺后出现食欲缺乏,要调整食谱,增进食欲。

(三)皮肤护理

保持床铺清洁、干燥、平整无渣屑,衣服应宽松以免损伤皮肤。卧床患者每2 小时翻身 1 次,局部骨隆突处,可用温水或 30% 红花酒精擦浴,防止压疮发生。阴囊水肿者,可用丁字带将阴囊托起,局部保持干燥;有渗出者应垫上消毒敷料以防感染。祛除皮肤胶布时,动作要轻柔,避免损伤皮肤。夏季应避免蚊虫叮咬,引起皮肤感染,同时剪短指甲避免抓破皮肤。护理操作时,应注意无菌操作,水肿严重者,避免肌内注射,以免引起注射部位感染及深部脓肿。

(四)预防感染

(1)防止交叉感染:感染患者分室居住,每天紫外线房间日照射 2 次,减少探视,保证室内空气清新、温度适宜。预防呼吸道感染。

(2)加强个人护理:做好会阴部清洁,每天用 3% 硼酸坐浴 2 次,预防尿路感染。

(3)严格执行无菌操作。

(五)病情观察

监测患者的生命体征,观察水肿变化,记录 24 小时出入量,每天记录腹围、体重,每周送检尿常规 2~3 次。根据各种辅助检查的结果,结合临床表现,判断病情的进展。同时注意有无营养不良、微量元素缺乏、内分泌紊乱的表现。

(六)用药护理

1.使用利尿剂的护理

注意观察病情,若出现食欲缺乏、精神萎靡、全身肌肉无力、腹胀、肠鸣音减弱、心音低钝等低钾表现时要报告医师。定期抽血查电解质,遵医嘱补钾。

2.肾上腺皮质激素治疗的护理

肾上腺皮质激素治疗时,其不良反应有库欣综合征、高血压、尿糖、骨质疏松、易感染等,一般无须治疗,停药后可消失,数月可恢复正常。用药期间要密切观察病情变化,防止感染及自发性骨折发生。病情好转后,可改为隔天晨起顿服疗法。隔天顿服可大大减轻其对体内自身皮质醇分泌的抑制作用。

3.免疫抑制剂治疗的护理

病情反复者、激素依赖者、激素耐药者,以及激素治疗有严重不良反应者,可联合使用免疫抑制剂治疗。常用药为环磷酰胺,该药不良反应有骨髓抑制、肝功能损害、脱发、胃肠反应、出血性膀胱炎以及性腺损害等,所以药物冲击时,鼓励患儿多饮水,同时观察尿量、尿色的变化。每周复查白细胞和血小板1～2次,当白细胞低于$4×10^9/L$、血小板低于$50×10^9/L$时应停止用药,待回升后再继续用药。

严重水肿者应尽量避免肌内注射药物,因为严重水肿常致药物滞留、吸收不良或注射后针孔药液外渗,导致局部潮湿、糜烂或感染。必须肌内注射时,注意严格消毒,注射后按压时间稍长些,以防药液外渗。

(七)心理护理

患者常有恐惧、烦躁、忧愁、焦虑等心理失调表现,这不利于疾病的治疗和康复。护理者首先给予患者安全感和信赖感,进而帮助他克服不良的心理因素,解除其思想顾虑,避免情绪刺激,培养乐观情绪。

(八)健康教育

介绍本病的病程、预后及护理要点,讲解激素对本病治疗的重要性,取得患者及家长的配合。有计划地安排作息时间,注意安全,避免摔伤或骨折。积极预防感染。教会患者及家属学会用试纸监测尿蛋白的变化。

五、护理评价

患者体液恢复正常,营养状况改善,水肿减轻或消退,避免了受伤;能自我调节情绪;能增进保健知识,坚持合理用药;无并发症的发生。

第四节　急性肾衰竭

急性肾衰竭是由多种原因引起的肾功能迅速恶化、代谢产物潴留、水电解质和酸碱平衡紊乱为主要特征的一组临床综合征。主要表现为少尿(<400 mL/d)或

无尿(<100 mL/d)、氮质血症、高钾血症和代谢酸中毒。

一、护理评估

(一)病因及发病机制

1.肾前性

主要包括:①血容量不足,呕吐和腹泻;烧伤和大量出汗;应用利尿剂和渗透性利尿(糖尿病);②心排血量降低,心力衰竭和低心排血量综合征;全身血管扩张(应用血管扩张剂)。

2.肾后性

尿路梗阻所致尿路结石、双侧肾盂积液、前列腺肥大和肿瘤、尿道狭窄。

3.肾实质性

肾实质损害所致:①急性肾小管坏死,缺血、中毒、异常血红蛋白;②急性肾间质病变、过敏、感染、代谢异常和肿瘤;③多发性小血管炎、肾皮质坏死。

急性肾衰竭的发病机制尚未完全明了,一般认为不同病因或病理损害类型会有其不同的发病机制。目前主要有以下解释:①肾小管堵塞学说,肾小管堵塞致肾小囊内压增高,肾小球滤过停止;②肾血流动力学改变,肾皮质缺血和肾髓质淤血致肾小球滤过减少和肾小管坏死;③弥散性血管内凝血,严重感染或失血所致。

(二)健康史

(1)询问患者起病有无明显诱因,起病的时间,病程进展的缓慢,现在的主要症状。

(2)询问患者是否有膀胱梗阻、输尿管梗阻或前列腺肥大等病史。

(3)了解患者是否应用青霉素、磺胺等药物。

(4)了解患者尿液是否异常。若有异常,了解是少尿、多尿还是无尿。

(5)询问患者曾做过何种检查,了解其治疗经过、效果以及是否遵医嘱治疗,了解患者目前用药情况包括药物的种类、剂量、用法,是否按医嘱服药,有无药物过敏史。

(三)身体状况

临床病程典型可分为 3 期。

(1)起始期:此期患者常遭受一些已知急性肾小管坏死的病因,例如低血压、缺血、脓毒病和肾毒素等。但尚未发生明显的肾实质损伤。在此阶段急性肾衰竭是可预防的。但随着肾小管上皮发生明显损伤,肾小球滤过率(GFR)突然下降,临床上急性肾衰竭综合征的表现变得明显,则进入维持期。

(2)维持期:又称少尿期,典型者7~14天,长至4~6周,出现一系列尿毒症表现。

急性肾衰竭的全身并发症:①消化系统症状,如食欲缺乏、恶心、呕吐等,严重者可发生消化道出血;②呼吸系统症状,因容量负荷增大出现呼吸困难、咳嗽、憋气、胸痛等症状;③循环系统症状,因尿少或未控制饮水导致高血压、心力衰竭、肺水肿等。因毒素滞留、电解质紊乱、贫血及酸中毒引起各种心律失常及心肌病变。④神经系统症状,意识障碍、躁动、谵妄、抽搐、昏迷等尿毒症脑病症状;⑤血液系统症状,出血倾向及轻度贫血现象;⑥感染;⑦多脏器功能衰竭,病死率可高达70%。

水、电解质和酸碱平衡紊乱:其中代谢性酸中毒、高钾血症较为常见。①代谢性酸中毒:主要由酸性代谢产物排出减少引起,同时急性肾衰竭常合并高分解代谢状态,又使酸性产物明显增多;②高钾血症:其发生与肾排钾减少、组织分解过快、酸中毒等因素有关;③低钠血症:由水潴留过多引起。

(3)恢复期:尿量逐渐增多,每天可达3 000~5 000 mL,持续1~3周或更长。少数患者可遗留不同程度的肾结构和功能缺陷。

(四)实验室及其他检查

1.血液检查

少尿期可有轻、中度贫血;血肌酐绝对值每天平均增加44.2~88.4 μmol/L(0.5~1.0 mg/dL);血尿素氮每天可升高3.6~10.7 mmol/L(10~30 mg/dL);血清钾浓度常大于5.5 mmol/L,可有低钠、低钙、高磷;血气分析提示代谢性酸中毒。

2.尿液检查

尿常规检查尿蛋白多为+~++,尿沉渣可见肾小管上皮细胞、少许红、白细胞、上皮细胞管型、颗粒管型等;尿比重降低且固定,多在1.015以下;尿钠增高,多在20~60 mmol/L。

3.影像学检查

尿路超声显像对排除尿路梗阻和慢性肾功能不全很有帮助。

4.肾活检

在排除了肾前性及肾后性原因后,没有明确致病原因(肾缺血或肾毒素)的肾性急性肾衰竭都有肾活检指征。这些包括了肾小球肾炎、系统性血管炎、急进性肾炎及急性过敏性间质性肾炎。

(五)心理-社会评估

评估患者的精神状态及家庭支持系统,进行护理干预,使其积极配合治疗。

二、主要护理诊断及医护合作性问题

(1)营养失调,低于机体需要量:与长期限制蛋白质摄入、消化吸收功能障碍等因素有关。

(2)有皮肤完整性受损的危险:与体液过多致皮肤水肿、瘙痒、凝血机制异常、机体抵抗力下降有关。

(3)潜在并发症:水、电解质紊乱,酸碱平衡失调。

(4)有感染的危险:与机体免疫功能低下、白细胞功能异常、透析等有关。

三、护理目标

患者的肾小球滤过功能逐渐恢复正常,营养均衡,机体抵抗力提高,水肿减弱或消失;患者对此病有了一定的了解,恐惧减弱或消失,积极配合治疗,未发生并发症。

四、护理措施

(一)休息

对于昏迷患者要采取保护措施,保证其卧床休息,并注意防止坠床。急性期应卧床休息,保持安静,以降低新陈代谢率,使废物产生减少,肾脏的负担减轻。当尿量增加,病情好转时,可逐渐增加活动量。

(二)饮食护理

对急性肾衰竭患者应给予高热能、高维生素、低盐、低蛋白、易消化的饮食,且应避免食用含钾过高的食物,防止高血钾的发生。急性肾衰竭患者,每天所需热量 147 kJ/kg,蛋白质应限制 0.8 g/(kg·d)应选择优质动物蛋白,脂肪占总热量 30%～40%。坚持量入为出的原则,严格限制水、钠摄入,若有透析支持则可适当放宽液体入量。

(三)预防感染

尽量将患者安置在单人房间,做好病室的清洁消毒,避免与有上呼吸道感染者接触。保证室内整洁干净、空气清新。定期消毒很必要,对空气进行定期消毒,以防止患者受感染。对患者还要加强口腔护理,经常漱口,保持口腔清洁,避免口腔溃烂及口腔炎。同时防止皮肤感染,定时翻身,拍背。

(四)病情观察

1.密切观察病情变化

注意体温、呼吸、脉搏、心率、心律、血压等变化。急性肾衰竭常以心力衰竭、心律失常、感染、惊厥为主要死亡原因,应及时发现其早期表现,并随时与医师联系。

2.精确地记录出入液量

口服和静脉进入的液量要逐项记录,尿量和异常丢失量如呕吐物、胃肠引流液、腹泻时粪便内水分等都需要准确测量,每天定时测体重以检查有无水肿加重。监测患者有无液体过多的表现:有无水肿;每天体重有无增加;血清钠浓度是否正常,若偏低且无失盐,提示液体潴留;正常中心静脉压为 $0.59\sim0.98$ kPa,若高于 1.17 kPa,提示体液过多;胸部 X 线片血管影有无异常,肺充血征象提示液体潴留;若无感染征象,出现心率快、呼吸加速、血压增高,应怀疑体液过多。

少尿期应限制水、盐、钾、磷和蛋白质入量,供给足够的热量,以减少组织蛋白的分解。不能进食者从静脉中补充葡萄糖、氨基酸、脂肪乳等。透析治疗时患儿丢失大量蛋白,所以不需限制蛋白质入量,长期透析时可输血浆、水解蛋白、氨基酸等。

3.检测并及时处理电解质、酸碱平衡失调

监测血清电解质的变化;密切观察有无高钾血症的征象,高钾血症者应限制钾的摄入,少用或忌用富含钾的食物,积极预防和控制感染、及时纠正代谢性酸中毒、禁止输入库存血;限制钠盐;密切观察有无低钙血症的征象,若发生低钙血症,可摄入含钙量较高的食物如牛奶,并遵医嘱服用活性维生素 D 及钙剂等。

(五)用药护理

在应用各种必需药物时,要做到及时准确,且要密切观察治疗效果。注意禁用对肾脏有毒的药物。严格执行静脉输液计划,输液过程中严密观察有无输液过多、过快引起肺水肿症状,并观察其他不良反应。防止高钾血症的具体措施如下:尽量避免食用含钾较多的食物,如蘑菇、马铃薯、榨菜等,并少用或不用含钾多的药物;可口服钾离子交换树脂、甘露醇等,增加钾离子从肠道排除;禁用库存血;发生高血钾是急速处理措施:立即静脉注射 10% 葡萄糖酸钙、5% 碳酸氢钠、50% 葡萄糖加胰岛素,并准备透析治疗。

(六)心理护理

昂贵的医疗费用和危重的病情容易加重患者及家属的心理负担,会使患者产生焦虑和恐惧情绪。观察了解患者的心理变化及家庭经济状况,向患者及其家属讲述各种检查和治疗进展信息,帮助患者树立战胜疾病的信心;安慰和鼓励患者,鼓励其配合治疗。

(七)健康指导

1.预防疾病

指导慎用氨基糖苷类药物等肾毒性药物。尽量避免需用大剂量造影剂的检查,加强劳动防护,避免接触重金属、工业毒物等。误服误食毒物时,应立即洗胃或导泻,并采用有效解毒剂。

2.对患者的指导

恢复期应加强营养,增强体质,适当锻炼;注意个人清洁卫生,注意劳逸结合,预防感冒。

五、护理评价

患者的肾小球滤过功能逐渐恢复正常,营养均衡,机体抵抗力提高,水肿减弱或消失;患者对此病有了一定的了解,恐惧减弱或消失,积极配合治疗,未发生并发症。

第五节　慢性肾衰竭

慢性肾衰竭(chronic renal failure,CRF)见于各种慢性肾脏疾病的晚期,为各种原发性和继发性慢性肾脏疾病持续发展的共同转归。由于肾功能缓慢进行性减退,最终出现以代谢产物潴留、水、电解质紊乱、酸碱平衡失调和全身各系统症状为主要表现的临床综合征。

一、护理评估

(一)病因

(1)原发性肾脏疾病:慢性肾小球肾炎、慢性肾盂肾炎、多囊肾等。

(2)继发于全身疾病的肾脏病变:系统性红斑狼疮性肾炎、糖尿病肾病、高血压肾小动脉硬化症等。

(二)发病机制

慢性肾衰竭的发病机制甚为复杂。迄今尚未完全明了,有下述主要学说:

1."健存"肾单位学说

各种原因引起的肾实质疾病,导致大部分肾单位破坏,残余的小部分肾单位轻度受损,功能仍属正常,这些残余的"健存"肾单位为了代偿,必须加倍工作以维持机体正常的需要。从而导致"健存"肾单位发生代偿性肥大,肾小球滤过功能和肾小管处理滤液的功能增强,最终导致肾小球硬化而丧失功能。随着"健存"肾单位逐渐减少。肾功能逐渐减退,就出现肾衰竭的临床表现。

2.矫枉失衡学说

1972 年 Bricker 就提出,肾功能不全时机体呈现一系列病态现象(不平衡),为了矫正它,机体要做相应调整,特别是引起某些物质增加(矫枉,也称平衡适应),这些代偿改变却又导致新的不平衡,即失衡,并由此产生一系列临床症状。典型的例子是磷的代谢改变。肾小球滤过率下降后,尿磷排出减少,血磷升高,血钙下降,机体为矫正这种不平衡,增加甲状旁腺激素(PTH)的分泌,促使肾排磷增多和血钙增高,使血磷血钙水平恢复正常;但随着 GFR 进一步下降。为维持血钙磷水平。势必不断增加 PTH 水平,导致继发性收集甲状旁腺功能亢进。引起肾性骨病、周围神经病变、皮肤瘙痒和转移性钙化等一系列失衡症状。

3.肾小球高压和代偿性肥大学说

肾单位微穿刺研究表明,慢性肾衰竭时"健存"肾单位的入球小动脉阻力下降,而出球小动脉阻力增加。导致肾小球内高压力、高灌注和高滤过。肾小球高压使小动脉壁增厚和毛细血管壁张力增高,引起缺血和内皮细胞损害,系膜细胞和基质增生,促使残余肾小球代偿性肥大,肾小球硬化,使肾功能进一步恶化。

4.肾小管高代谢学说

近年来已证实,慢性肾衰竭的进展和肾小管间质损害的严重程度密切相关。慢性肾衰竭时残余肾单位的肾小管,尤其是近端肾小管,其代谢亢进,氧自由基产生增多,细胞损害,使肾小管间质病变持续进行,肾单位功能丧失。

5.尿毒症毒素学说

尿毒症毒素的研究已有 100 余年的历史,现在已知慢性肾衰竭时体内有二百种以上物质水平比正常人增高。所谓尿毒症毒素,可能是肾衰竭时蓄积在体内的多种物质,包括磷、尿素、肌酐、胍类、酚类和吲哚等,这些物质可以导致尿毒症症状。

(三)健康史

(1)询问患者有无肾小球肾炎、肾盂肾炎、高血压病、糖尿病及痛风病等病史,询问患者起病的时间,疾病进展的状况,目前的症状,有无食欲缺乏、恶心、呕吐、头痛、乏力和夜尿多。

(2)了解患者有无出现少尿、水肿或血压升高的情况。

(3)询问患者曾做过何种检查,了解其治疗经过、效果以及是否遵医嘱治疗,了解患者目前用药情况包括药物的种类、剂量、用法,是否按医嘱服药,有无药物过敏史。

(四)身体评估

慢性肾衰竭的病变十分复杂,可累及人体各个脏器,出现各种代谢紊乱,从而构成尿毒症的临床表现。

1.症状

(1)消化系统表现:食欲缺乏是最常见的最早出现的症状。另外,患者多有恶心呕吐、腹胀、腹泻、舌和口腔黏膜溃疡,患者口气常有尿味。上消化道出血,在本病患者也很常见,主要与胃黏膜糜烂和消化性溃疡有关,尤以前者常见。慢性肾衰竭患者的消化性溃疡发生率较正常人高。

(2)循环系统表现:①高血压,大部分患者存在不同程度的高血压。高血压主要是由于水、钠潴留引起的,也与肾素活性增高有关。高血压可引起左心室扩大、心力衰竭、动脉硬化以及加重肾损害,少数发生恶性高血压。②心力衰竭是常见死亡原因之一。其原因大多与水、钠潴留及高血压有关,部分患者亦与尿毒症性心肌病有关。尿毒症心肌病的病因可能与代谢废物的潴留和贫血等有关。③心包炎,可分为尿毒症性心包炎和透析性心包炎,后者主要见于透析不充分者(透析相关性心包炎),临床表现与一般心包炎相同,但心包积液多为血性,可能与毛细血管破裂有关。严重者有心包填塞征。④动脉粥样硬化:本病患者常有高甘油三酯血症或轻度胆固醇升高,动脉粥样硬化发展迅速,是主要的死亡原因之一。

(3)血液系统表现:①贫血,尿毒症患者常有贫血,为正常色素性正细胞性贫血,主要原因是肾脏产生红细胞生成素(EPO)减少,也与铁摄入不足,失血如血透时失血、经常性的抽血检查,体内叶酸、蛋白质缺乏,血中有抑制血细胞生成的物质等因素有关,另外,贫血与本病患者红细胞生存时间缩短有关。②出血倾向,常表现为皮下出血、鼻出血、月经过多等。出血倾向与外周血小板破坏增多、出血时间延长、血小板聚集和黏附能力下降等有关。③白细胞异常,本病患者中性粒细胞趋化、吞噬和杀菌的能力减弱,因而容易发生感染。部分患者白细胞计数减少。

(4)呼吸系统表现:可出现尿毒症性支气管炎、肺炎、胸膜炎等;酸中毒时呼吸深而长。

(5)神经、肌肉系统表现:早期常有疲乏、失眠、注意力不集中等精神症状,后期可出现性格改变、抑郁、记忆力下降、谵妄、幻觉、昏迷等。晚期患者常有周围神经病变,患者可出现肢体麻木、深腱反射消失、肌无力等。

(6)皮肤症状:常见皮肤瘙痒。患者面色较深而萎黄,轻度水肿,呈"尿毒症"面容,与贫血、尿素霜的沉积等有关。

(7)肾性骨营养不良症:可出现纤维性骨炎、尿毒症骨软化症、骨质疏松症和骨硬化症,骨病有症状者少见。早期诊断主要靠骨活组织检查。肾性骨病的发生与活性维生素 D_3 不足、继发性甲旁亢等有关。

(8)内分泌失调:本病患者的血浆活性维生素 D_3、红细胞生成激素(EPO)降低。常有性功能障碍,女性可出现闭经、不孕等。

(9)易于并发感染:感染为主要死因之一,与机体免疫功能低下、白细胞功能异常等有关。以肺部和尿路感染常见,血透患者易发生动静脉瘘感染、肝炎病毒感染等。

(10)其他:可有体温过低、碳水化合物代谢异常、高尿酸血症、脂代谢异常等。

2.水、电解质和酸碱平衡失调

如高钠或低钠血症、水肿或脱水、高钾或低钾血症、低钙血症、高磷血症、代谢性酸中毒等。

(五)实验室及其他检查

(1)血常规:红细胞数目下降,血红蛋白含量降低,白细胞可升高或降低。

(2)尿液检查:夜尿增多,尿渗透压下降。沉渣中有红细胞、白细胞、颗粒管型、蜡样管型。

(3)肾功能检查:内生肌酐清除率降低、血肌酐增高,血清电解质增高或降低,代谢性酸中毒。

(4)B超或X线平片:双侧肾缩小。

(六)心理-社会评估

慢性肾衰竭患者的预后不佳,治疗费用又较昂贵,心理压力较大,会出现各种情绪反应。

二、主要护理诊断及医护合作性问题

(1)营养失调,低于机体需要量:与长期限制蛋白质摄入,消化吸收功能紊乱、贫血等因素有关。

(2)体液过多:肾小球滤过功能降低导致水、钠潴留,多饮水或补液不当等因素有关。

(3)活动无耐力:与心脏病变,贫血,水、电解质紊乱和酸碱平衡紊乱有关。

(4)有感染的危险:与白细胞功能降低、透析等有关。

(5)潜在并发症:上消化道大量出血、心力衰竭、肾性骨病、尿毒症性肺炎等。

三、护理目标

患者营养状况良好,体液恢复正常,水肿减轻或消失,贫血状况改善,能够正确认识疾病的治疗及预后,能积极配合治疗,有效地避免了感染和潜在并发症的发生。

四、护理措施

(一)一般护理

(1)病室要清洁,定时通风和空气消毒,感冒流行季节应减少或拒绝探视。透析患者安排单房间,减少交叉感染。

(2)绝对卧床休息可减轻肾脏负担。给予高热量、高维生素、优质低蛋白、易消化食物,含人体必需氨基酸较高的动物蛋白,如禽蛋、奶类、瘦肉等,蛋白质每天为 0.38~0.5 g/kg 体重,植物蛋白应减到最低量;有恶心、呕吐者,宜少食多餐。饮水要视病情而定。若有水肿应严格限制摄水量;而脱水时则要鼓励多饮水,必要时补液。无高血压及水肿者可不必严格限制钠盐。

(3)注意口腔卫生,呼吸有氨臭味者,因影响食欲,应常漱口;重危及昏迷者应加强口腔护理,有黏膜溃疡者局部涂溃疡膏等;由于大量代谢产物通过汗腺排泄,刺激皮肤出现瘙痒,影响睡眠,要保持皮肤清洁,用温水勤擦浴,避免用肥皂及酒精刺激皮肤。应剪短指甲以防抓伤皮肤,同时勤换内衣及被单,按时翻身,多按摩,防止压疮;准确记录 24 小时出入液量,定时测体重,并做好记录,提供可靠的治疗依据。

(二)饮食护理原则

优质低蛋白、低磷、高钙、高维生素、高热量,适当限制钠、钾。

1.蛋白质的质和量

应根据患者的 GFR 来调整蛋白质的摄入量。当 GFR＜50 mL/min 时,就应开始限制蛋白质的摄入,且要求饮食中 60％以上的蛋白质是富含必需氨基酸的蛋白(即高生物价优质蛋白),如鸡蛋、牛奶、瘦肉等。当 GFR＜5 mL/min 时,每天摄入蛋白约为 20 g(0.3 g/kg 体重),此时患者需应用必需氨基酸疗法;当 GFR 在 5～10 mL/min 时,每天摄入的蛋白约为 25 g(0.4 g/kg 体重);GFR 在 10～20 mL/min 者约为 35 g(0.6 g/kg 体重);GFR＞20 mL/min 者约 40 g(0.7 g/kg体重)。尽量少摄入植物蛋白,如花生、豆类及其制品,因其含非必需氨基酸多。米、面中所含的植物蛋白也要设法祛除,如可部分采用麦淀粉作为主食。

2.热量的供给

供给患者充足的热量,以减少体内蛋白质的消耗。每天供应热量 125.5 kJ/kg(30 kcal/kg),主要由碳水化合物和脂肪供给。

3.水分的供应

严格控制入液量(入液量一般为 400～700 mL＋前一天的尿量),已进行透析的患者,同样应强调量出为入的原则。为减轻患者的烦渴现象,可用含冰块代替饮水。限制钠盐的摄入。

(三)病情观察

1.严密观察呼吸、血压变化

若呼吸深大,呼出气体中有尿臭味或出现剧烈头痛、呕吐、烦躁、抽搐甚至昏迷等高血压脑病征象,应立即报告医师并按医嘱给予呼吸兴奋剂或降压药物等治疗。

2.严密观察钾的含量

若发现患者四肢软弱无力、活动困难、腹胀、心律失常、嗜睡等,首先采集血标本检查血钾,明确诊断。因高血钾和低血钾临床表现相似,切不可盲目采用补钾和排钾措施。若确定为低血钾症,应按医嘱给予高钾(如橘子、香蕉、果汁等)饮食,停用排钾利尿剂,给予 10％氯化钾口服或稀释后缓慢静脉滴注;相反若确诊为高血钾症,则应停止一切含钾的食物及药物,按医嘱进行降血钾措施。

(四)用药护理

(1)应用降压、利尿药物的患者,降压不宜过低过快,一般控制在(16～17.3)/(10.6～12)kPa,因血压过低可使血流量减少而增加肾损害;密切观察血生化的变化,以免因利尿而引起电解质紊乱。

(2)苯丙酸诺龙或丙酸睾酮可促使蛋白质合成,减轻氮质血症,并有促进红细胞生成作用,可改善贫血状态。用药期间应注意观察肝功能变化;长期应用的女性患者易男性化;肝病患者及孕妇禁用。

(3)观察用药后反应,定期检查血红蛋白和血细胞比容。

(五)心理护理

慢性肾衰竭症状复杂多变,久治不愈,并多数不能自理而引起情绪低落、心情烦躁,对治疗失去信心。护士应针对现实进行坦诚的心理疏导,尽可能解决所存在的问题。激发患者内在的动力和求生欲望,树立信心,战胜疾病。

(六)健康教育

(1)慢性肾衰竭患者因自身免疫能力下降,极易感染,而且许多抗生素的代谢需经肾排泄或有肾毒性,应限用,所以预防感染十分重要。室内注意通风、消毒;增强自我保护意识,避免去公共场所。加强锻炼,增强抵抗力。

(2)鼓励患者树立坚强信心,提高对疾病的认识,尽早接受透析疗法,提高生活质量,延长生存时间,部分患者可正常工作。

(七)预防

慢性肾衰竭在临床上十分常见,但采用血液净化疗法和肾移植的费用昂贵且在数量上供不应求。因此,如何预防和延缓肾衰竭是目前高度重视的问题。

慢性肾衰竭的防治可分为 3 级。

一级预防:指对已有的原发性肾脏疾病(如肾小球肾炎)或可能引起继发性肾脏损害的疾病(如糖尿病、高血压病)进行有效的治疗,防止慢性肾衰竭的发生。

二级预防:指对早中期慢性肾衰竭的及时治疗,防止尿毒症的发生。

三级预防:指对早期的尿毒症患者及时治疗,防止尿毒症并发症的发生提高患者的存活率和生活质量。

五、护理评价

患者营养状况良好,体液恢复正常,水肿减轻或消失,贫血状况改善,能够正确认识疾病的治疗及预后,能积极配合治疗,有效地避免了感染和潜在并发症的发生。

第五章　骨科常见病护理

第一节　急性血源性骨髓炎

急性血源性骨髓炎为细菌从体内其他感染灶,如疖、扁桃体等经血运到达骨组织,并在机体抵抗力下降情况下发生的骨髓炎症。

一、病因与病理

(一)病因

急性血源性骨髓炎多源于败血症,常发生在儿童长骨的干骺端。因为此处有许多终末小动脉,循环丰富、血流缓慢,故细菌易于停留、繁殖。最常见的细菌是金黄色葡萄球菌。

(二)病理

病理特点是骨质破坏、坏死和由此诱发的修复反应。早期以破坏和坏死为主,后期以增生为主。

二、诊断与鉴别诊断

(一)诊断标准

(1)好发年龄:最常见于 3～15 岁的儿童和少年,男多于女。

(2)好发部位:好发于长骨干骺端,胫骨与股骨占 60%,其次为肱骨、桡骨。

(3)发病急,全身有中毒症状,体温可达 39～40 ℃。局部剧痛,肌肉痉挛。

(4)白细胞总数及中性粒细胞计数升高,血培养阳性。

(5)骨穿刺若有脓液或混浊液而涂片检查有脓细胞或细菌,即可确诊。

(6)影像学检查发现有骨质破坏。

(二)诊断

(1)全身症状:起病急,有明显中毒症状。全身不适、食欲缺乏、头痛、高热,体温在 39 ℃以上,伴寒战、脉快及口干。

(2)局部症状:早期患处持续剧痛,肌肉有保护性痉挛、拒动。几天后脓肿穿破骨膜进入软组织后,压力减轻,疼痛反而减轻。

(3)化验检查:白细胞计数增多,可达$(20\sim40)\times10^9/L$。中性粒细胞计数升高,血培养可为阳性。穿刺抽出脓液可培养出致病菌。

(4)早期局部分层穿刺可了解脓肿部位。

(5)X 线片:在起病 10~14 天 X 线摄片无异常。10~14 天后,骨松质呈虫蚀样改变,有明显骨膜反应。

(6)CT 检查:可提早发现病灶。对骨膜新骨形成和病变实际范围显示相当精确。

(7)近年来应用放射性核素检查与 CT 相结合的方法,对早期诊断极有价值。

(三)鉴别诊断

1.软组织炎症

软组织炎症是软组织病变,炎症范围大而浅,红、肿、热、痛较明显,全身中毒症状轻。

2.急性风湿热

多为多发性关节炎,肿胀在关节处,不在骨端,全身症状轻。

3.化脓性关节炎

压痛在关节,不在干骺端,关节穿刺可明确诊断。

4.骨肿瘤

急性发病现象较少见或病理检查可找到肿瘤细胞。

三、治疗

(1)全身治疗:高热时降温,补液纠正酸中毒,补充营养,必要时少量多次输新鲜血,以增强患者的抵抗力。

(2)早期联合应用大剂量抗生素,有可能使病变痊愈,体温下降后需继续使用抗生素 2~3 周。近年来,由于金黄色葡萄球菌耐药性增加,需根据药物敏感试验选择合适的抗生素。

(3)局部减压和引流:诊断一经明确,必须尽早切开减压、开窗引流或行闭式冲洗,每天用 1 500~2 000 mL 抗生素液体持续冲洗。

(4)局部固定:早期可用皮牵引或石膏托固定,以防止病理骨折。

四、护理问题

(1)疼痛:与炎症物质刺激神经末梢及骨髓腔内压力增高有关。

(2)体温过高:与致病菌产生的毒素具有致热性、组织损伤后的产物使体温调节中枢失控有关。

(3)焦虑:与疾病反复发作、迁延不愈、担心功能障碍有关。

(4)躯体移动障碍:与疼痛和固定体位有关。

(5)营养失调,低于机体需要量:与恶心、呕吐、全身不适引起患者食欲下降、高热能量消耗增加有关。

(6)组织灌注量改变:与感染性休克有关。

(7)有受伤的危险:与骨质破坏、容易发生病理性骨折有关。

(8)便秘:与长期卧床使肠蠕动减慢、进食纤维饮食不够、高热机体水分丢失过多有关。

(9)皮肤完整性受损:与局部皮肤受压过久、缺血坏死、受潮湿刺激、机体抵抗力下降、脓肿穿破皮肤形成溃疡、窦道有关。

(10)潜在并发症:失用症。

五、护理目标

(1)患者自觉疼痛缓解或消失。

(2)控制感染,体温维持正常。

(3)患者消除恐惧心理,保持心态平和。

(4)患肢妥善固定,维持功能位,防止畸形。能有计划地进行功能锻炼,最大限度地恢复生理功能。

(5)加强营养,提高机体抵抗力,维持体液平衡。

(6)改善组织灌流,维持生命体征稳定。

(7)避免患肢受力,防止病理性骨折。

(8)恢复并保持正常的排便规律,无便秘不适。

(9)保持引流通畅,促进窦道修复。

(10)未发生失用性综合征。

六、护理措施

(一)非手术治疗及术前护理

1.心理护理

由于本病起病急,全身中毒症状明显,患者又多系儿童,对环境不适应,易哭闹,不配合治疗。应亲切和蔼地对待患者,特别是患儿家属。做护理评估时动作轻柔,做各种护理操作时耐心解释、技术娴熟,以取得患者及家属的配合。

2.饮食

给予高热量、高蛋白、富含维生素食物。鼓励喝酸奶和鲜奶,其中酸奶的凝块细小易于消化,可减少胃酸消耗,并有一定抑菌功能。少食多餐,注意色、香、味,以补充营养,增强抵抗力;并发心肌炎时宜低盐饮食,限制水的摄入,以免加重心脏负担。

3.体位

卧硬板床休息;并发肺部感染时半坐卧位,以利于咳嗽排痰。

4.症状护理

(1)高热的护理步骤如下。

配合医师积极查明发热原因,观察热型变化,以便有针对性地给予治疗。

减少体热产生及增加体热散失。①置空调房间,保持室温 18～22 ℃,相对湿度 50%～70%,且通风透气;②温水或酒精擦浴、冰敷、冰盐水灌肠;③遵医嘱使用退热剂,必要时人工冬眠疗法。采取降温措施 30 分钟后应复查体温,并继续观察其变化:>37.5 ℃,每天测 3 次;>38.5 ℃,每天测 4 次;>39 ℃,每天测 6 次。

减少发热对身体造成的影响:①高热时卧床休息,吸氧;②给予清淡且易消化的高能量、富含维生素的流质或半流饮食,保证营养及水分的摄入;③保持口腔清洁,口唇干燥时涂液状石蜡或护唇油,以防口腔炎及口唇干裂;④保持皮肤清洁:沐浴、擦浴、更衣、换床单,避免着凉,预防压疮。

(2)疼痛:由于长骨的干骺端是一封闭的坚硬骨腔,炎性反应使髓腔压力急剧上升,引起剧烈的疼痛,需采取以下措施:①限制患肢活动,病变在四肢长骨常用石膏托固定,在髋部行皮牵引固定;②保护患肢,搬运时动作要轻稳,以减少刺激;③关心患者,耐心解释,稳定其情绪,以增加患者对疼痛的耐受力;④遵医嘱给予镇静剂、镇痛剂。

5.用药护理

用药护理包括:①在使用抗生素之前,采血送检做细菌培养及药物敏感试验;采血宜在高热、寒战时进行,以便获得阳性结果;②使用抗生素时,注意药物的配伍禁忌,了解药物在血中的浓度和半衰期,合理安排用药时间,观察疗效,慎防不良反应。值得注意的是大剂量联合应用抗生素后,可能出现二重感染,如假膜性肠炎,表现为腹泻,大便如泔水或蛋花汤样;真菌性口腔炎则表现为口腔黏膜溃疡。出现上述情况及时报告医师采取相应措施。

6.并发症的观察与处理

由于细菌毒素被吸收后易致败血症、脓肿转移,而可导致心肌炎(脉搏细速、心律不齐、期前收缩等)、心包炎(血压下降、心包积液)、肺脓肿(咳嗽、咯脓痰、呼吸困难)。应密切观察有无上述症状,并及时作出相应处理,严格控制输液速度,谨防肺水肿的发生。

(二)术后护理

1.饮食、体位

参见术前。

2.伤口护理

确保伤口灌洗引流通畅,防止逆行感染。

(1)向患者及其家属说明在钻孔或开窗引流术后继续维持伤口灌洗和引流通畅的必要性。采用大量抗生素液持续灌洗,可以尽快控制炎症,防止死骨形成。

(2)骨髓腔灌洗:根据病灶及其髓腔大小,选用长为 $60\sim90$ cm、内径为 $0.3\sim0.4$ cm 的硅胶管或塑料管 2 根,分别作灌注管及引流管,对病灶范围大而深者可用 4 根(2 套)管。置在骨髓腔的一段与骨髓腔等长的引流管剪 $4\sim6$ 个侧孔,将灌注管自骨髓腔一端经肌肉、筋膜、皮下,在距切口缘 $3\sim5$ cm 处斜行穿出皮肤,并将其牢靠地固定在皮肤伤口缘。依相同方法将引流管自骨髓腔另端引起至切口外,通过滴入大量抗菌药液,达到直接杀灭细胞、局部冲洗、引流脓液、减轻毒血症状的目的。

3.皮肤护理

由于患者体弱、营养不良、疼痛所致强迫体位、灌洗液外漏等原因易导致皮肤破损,必须做好皮肤护理。

(1)保持灌洗引流通畅是关键:出现渗漏时及时报告医师酌情处理。一旦出现需更换浸湿之敷料和床上用物,擦拭局部皮肤,保持床单整洁和皮肤清洁。

(2)每 $2\sim3$ 小时翻身按摩一次。患儿用"尿不湿"接小便,并及时擦拭以保持干爽。

（3）加强营养，可经口进食和静脉营养。

4.预防病理性骨折

由于骨质受炎症侵犯后，髓腔破坏，骨质疏松，一旦局部缺乏保护，容易发生病理性骨折。预防方法有以下几项注意点。

（1）抬高患肢，有利于静脉回流，减轻肿胀。

（2）移动患肢时稳、准、轻。

（3）观察邻近关节是否出现红、肿、热、痛及身体其他部位有无病灶转移，警惕骨组织感染后发生骨质疏松及破坏而骨折。

七、健康指导

由于急性骨髓炎治疗时间较长，若治疗不彻底易转变为慢性炎症或病理性骨折。向患者尤其是向家属提供出院指导显得尤为重要。

（1）加强营养，改善卫生条件，增强机体抵抗力。

（2）患肢保持功能位，防止过早负重而致病理性骨折。需待 X 线检查显示病变已恢复正常时，才能开始负重。

（3）必须坚持使用抗生素至体温正常后 2 周，以巩固疗效。

（4）若伤口愈合后又出现红、肿、热、痛、流脓等提示转为慢性，需及时诊治。

第二节 颈 椎 病

颈椎病是指颈椎间盘退行性变及其继发性椎间关节退行性变所致的脊髓、神经、血管损伤以及由此所表现出的相应症状和体征。

一、病因

（一）颈椎间盘退行性变

颈椎间盘退行性变是颈椎病的发生和发展中最基本的原因。因椎间盘退行性变而使椎间隙狭窄，关节囊、韧带松弛。脊柱活动时稳定性下降，进而引起椎体、关节突关节、钩椎关节、前后纵韧带、黄韧带及项韧带等变性、增生、钙化，形成颈段脊椎不稳定的恶性循环，最后发生脊髓、神经、血管受到刺激或压迫。

（二）损伤

急性损伤可使已有退变的颈椎和椎间盘损害加重，而诱发颈椎病。但暴力伤致颈椎骨折、脱位所并发的脊髓或神经根损害则不属颈椎病的范畴。

(三)颈椎先天性椎管狭窄

颈椎先天性椎管狭窄指在胚胎或发育过程中椎弓根过短,使椎管矢状径小于正常(14～16 cm)。由此,即使退行性变比较轻,也可出现压迫症状而发病。

二、诊断

(一)神经根型颈椎病

神经根型颈椎病占颈椎病总数的 50％～60％。开始多为颈肩痛,短期内加重,并向上肢放射。放射痛范围根据受压神经根不同而表现在相应皮节。皮肤可有麻木、过敏等感觉异常,同时可有上肢肌力下降、手指动作不灵活。当头部或上肢姿势不当,或突然牵拉患肢可发生剧烈闪电样锐痛,且肩部上耸。病史长者上肢肌对萎缩。横突斜方肌、肩袖及三角肌等处有压痛,患肢上举、外展和后伸有不同程度受限。上肢牵拉试验阳性、压头试验阳性,神经系统检查有较明显的定位体征。

X 线平片示颈椎生理前凸消失,椎间隙变窄,椎体前、后缘骨质增生,钩椎关节突关节增生及椎间孔狭窄等退变征象,CT、MRI 有助于详细诊断。

(二)脊髓型颈椎病

脊髓型颈椎病占此病总数的 10％～15％,主要由中央后突之髓核、椎体后缘骨赘、增生肥厚的黄韧带及钙化的后纵韧带压迫脊髓。因下颈段椎管相对狭窄(颈髓膨大处)且活动度较大,故退行性变亦发生较早、较重,脊髓受压也易发生于颈段。受压早期,因压迫物多来自脊髓前方,故临床上以侧束、锥体束损害表现突出,此时颈痛不明显,而以四肢乏力、行走、持物不稳定为最先出现的症状。随病情发展发生自上而下的上运动神经元性瘫痪。有时压迫物也可来自侧方(关节突关节增生)或后方(黄韧带肥厚),而出现不同类型的脊髓损害。

X 线平片与神经根型相似,脊髓造影、CT、MRI 可示脊髓受压情况。

(三)交感神经型颈椎病

临床表现包括:①交感神经兴奋症状,头痛或偏头痛,头晕特别在头转动时加重,有时伴恶心、呕吐、视物模糊或视力下降、瞳孔扩大或缩小、眼后部胀痛、心跳加速、心律不齐、心前区痛、血压升高、头颈四肢出汗异常、耳鸣、听力下降、发音障碍等;②交感神经抑制,主要表现为头昏、眼花、流泪、鼻塞、心动过缓、血压下降及胃肠胀气等。

X线、CT、MRI等的检查结果与神经根型颈椎病相似。

(四)椎动脉型颈椎病

临床表现包括:①眩晕,为主要症状,可表现为旋转性、浮动性或摇晃性眩晕,头部活动时可诱发或加重;②头痛,表现为枕部、顶枕部痛,也可放射到颞部,多为发作性胀痛,常伴自主神经功能紊乱症状;③视觉障碍,为突发性弱视或失明、复视,短期内自动恢复;④猝倒,由椎动脉受刺激突然痉挛引起,多在头部突然发生旋转或屈伸时发生。若无脑外伤,倒地后再站立即可继续正常活动。

椎动脉造影、椎-基底动脉多普勒、MRI、CT、核医学等特殊检查有助诊断。

三、治疗

(一)非手术治疗

1.颌枕带牵引

颌枕带牵引适用于脊髓型以外各型颈椎病。坐、卧位均可进行牵引,头屈15°左右,牵引重量为2~6 kg。牵引时间以项背部肌能耐受为限,每天数次,每次1小时。无不适者,可行持续牵引,每天6~8小时,2周为1个疗程。

2.颈托和围领

可使用充气型颈托。除固定颈椎外,还有一定撑开牵张作用,以限制颈椎过度活动,而行动不受影响。

3.推拿按摩

以改善脊髓型以外的早期颈椎病的局部血液循环,减轻肌痉挛。

4.理疗

可加速炎性水肿消退和松弛肌肉作用。

5.药物治疗

可使用非甾体抗炎药、肌肉松弛剂及镇静剂对症治疗。局部有固定且范围较小压痛点时,可用醋酸泼尼松龙2 mL局部封闭治疗。

(二)手术治疗

诊断明确的颈椎病经非手术治疗无效或反复发作者,或脊髓型颈椎病症状进行性加重者适于手术治疗。

1.前路手术

(1)前路椎间盘切除术与植骨融合内固定术:切除突出的椎间盘、椎体后方骨赘及钩椎关节骨赘,以解除脊髓、神经根和椎动脉的压迫,同时需行椎体间植骨融合术,以稳定脊柱。此手术是治疗颈椎病及颈椎椎间盘突出症的经典手术,但降低颈椎活动度,远期有可能出现邻近节段退变加速,特别是多节段颈椎病。

(2)颈椎人工椎间盘置换术:20世纪后期出现的一项新技术,其原理就是用人工假体代替已经丧失功能的颈椎椎间盘,并保留了病变节段的活动度,继而避免相邻节段出现继发性退变。此类手术要严格把握适应证。

椎间盘置换术的适应证:①脊髓型颈椎病、神经根型颈椎病、经椎间盘突出症患者需要前路减压时;②脊髓或神经根以椎间盘突出和(或)髓核脱出等软性压迫为主;③没有明显的骨性压迫,如巨大后骨刺、孤立型后纵韧带骨化;④椎间隙屈伸活动良好;⑤没有明显的椎间隙狭窄、节段性后凸和节段不稳;⑥年龄一般不超过55岁。

椎间盘置换术的禁忌证:①病变椎间隙明显狭窄(小于邻近椎间隙高度的80%);②病变节段椎间隙屈伸活动度≤6°;③严重节段性不稳定,颈椎动力位片显示椎体间前后滑移为3 mm;④颈椎后纵韧带骨化、黄韧带肥厚或者骨化;⑤严重骨质疏松症;⑥颈椎骨折脱位;⑦颈椎炎症或者肿瘤性病变。

2.后路手术

后路手术主要为颈椎管扩大成形术。一般分为单开门椎管扩大成形术和双开门椎管扩大成形术。目前临床应用最多的为前者,主要是通过椎板掀起扩大椎管达到对脊髓的减压。其原理是通过后路显露,将椎板自开门侧向门轴侧掀起,并用门轴侧吊线或者刚性固定开门侧,从而达到扩大椎管及间接减压的目的。此类手术适合多节段颈椎病且颈椎序列良好的患者,但此类患者术后近期有并发神经根牵拉及轴性症状,引起颈肩部不适等症状的可能。

四、护理问题

(1)焦虑、恐惧:与预感到个体健康受到威胁、形象将受到破坏,如肢体神经功能受损等有关;不理解手术的程序,担心手术后的效果,不适应住院的环境等。

(2)舒适的改变:与神经根受压、脊髓受压、交感神经受刺激、椎动脉痉挛、颈肩痛及活动受限有关。

(3)有受伤的危险:与椎动脉供血不足引起的眩晕、神经功能受损、头痛等因素有关。

(4)知识缺乏:缺乏功能锻炼及疾病预防的有关知识。

(5)自理能力缺陷:与颈肩痛及活动受限有关。

(6)潜在并发症:术后出血、呼吸困难。

五、护理目标

(1)焦虑、恐惧感缓解或消失。

(2)患者疼痛减轻或消失,舒适感增加。

(3)患者组织灌注量良好,无眩晕和意外发生。

(4)患者能复述功能锻炼及疾病预防的知识并掌握其方法。

(5)患者日常活动能达到最大限度的自理。

(6)术后出血、呼吸困难等并发症得到预防或及时发现及处理。

六、护理措施

(一)非手术治疗的护理

1.病情观察

(1)询问患者主诉,观察颈部及肢体活动情况,是否有麻木感及活动受限,触压时是否有压痛。

(2)在牵引过程中,观察患者是否有头晕、恶心、心悸,发现上述症状,要停止牵引,让患者卧床休息。

(3)注意观察牵引的姿势、位置及牵引的重量是否合适。

(4)观察患者的心理变化,是否有焦虑、恐惧、悲观等情绪变化。

(5)患者卧床时间较长时,应注意观察受压部位皮肤是否受损,要进行预防。

2.心理护理

向患者解释病情,让其了解颈椎病的发病是一个缓慢的过程,治疗也不可能立竿见影。鼓励患者消除其悲观的心理,增强对治疗的信心。

(1)耐心倾听患者的诉说,理解和同情患者的感受,与患者一起分析焦虑产生的原因及不适,尽可能消除引起焦虑的因素。

(2)对患者提出的问题,如治疗效果、疾病预后等给予明确、有效和积极的信息,建立良好的护患关系,使其能积极配合治疗。

(3)为患者创造安静、无刺激的环境,限制患者与具有焦虑情绪的患者及亲友接触。

(4)向患者婉言说明焦虑对身体健康可能产生的不良影响。对患者的合作与进步及时给予肯定和鼓励,并利用护理手段给予患者身心方面良好的照顾,从而使焦虑程度减轻。

3.康复护理

(1)做颈椎牵引时,要让患者有正确舒适的牵引姿势,采取坐位或卧位,保持患者舒适。牵引的目的是解除颈部肌肉痉挛和增大椎间隙,以减轻椎间盘对神经根的压迫作用,减轻神经根的水肿,增加舒适。牵引重量为 3～6 kg,每天1 次,2 周为 1 个疗程。牵引期间,必须做好观察,以防止过度牵引造成的颈髓损伤。

(2)睡眠时要注意枕头的高低及位置,平卧时枕头不可过高。

(3)鼓励患者主动加强各关节活动,维持肢体功能。指导患者做捏橡皮球或毛巾的训练,以及手指的各种动作。

(4)天气寒冷,注意保暖,特别是枕部、颈部、肩部,防止着凉。

(5)帮助患者挑选合适型号的围领,并示范正确的佩戴方法。告知患者应用围领的目的是限制颈椎的活动,防止颈部脊髓或神经的进一步损伤,尤其适用于颈椎不稳定患者。起床活动时需要戴上围领,卧床时可以不用。

4.生活护理

(1)备呼叫器,常用物品放置在患者床旁或其他易取到的地方。

(2)及时提供便器,协助大、小便,并做好便后的清洁卫生。

(3)提供合适的就餐体位与床上餐桌板。保证食物软硬适中,以适合咀嚼和吞咽能力。

(4)为患者提供良好的住院环境。

(5)热敷等理疗可促进局部血液循环,减轻肌肉痉挛,也可缓解疼痛。疼痛明显的患者可口服非甾体抗炎药。

(6)防止意外性伤害。症状发作期患者应卧床休息,病室内应有防摔倒设施,防止由于步态不稳、眩晕而导致的摔倒。

5.保持大小便通畅

(1)了解患者便秘的程度、排尿的次数,以判断其排泄形态。了解其正常的排便习惯,以便重建排便形态。

(2)鼓励患者摄入果汁、液体及富有纤维素的食物,以预防便秘。必要时遵医嘱适当应用轻泻剂、缓泻剂,以解除便秘。

(3)训练反射性排便,养成定时排便的习惯,训练膀胱的反射性动作。

(4)嘱患者以最理想的排尿姿势排尿,并利用各种诱导排尿法,如听流水声、热敷等。

6.给药护理

(1)严格按医嘱给药,掌握给药途径。

(2)要按时送药,协助患者服下,交代其注意事项,观察药物反应。

(3)给中药时,应严格掌握服药时间。颈椎病的中药治疗,一般是通经活络,宜饭后服药,温度为 34～36 ℃。

(二)手术治疗的护理

1.心理护理

(1)向患者做好病情解释,特别是手术前应向患者解释手术的目的,介绍手术室完整的抢救设备、手术医师及麻醉师的技术水平,介绍本院的治愈病例,列举同类治愈患者是如何调整情绪、配合医师手术等,消除恐惧心理,增强战胜疾病的信心。

(2)讲述不良情绪对疾病的影响及其内在联系。恐惧和焦虑可引起全身各系统产生不良的反应。例如:焦虑可使睡眠欠佳,以致加重颈椎病的症状即头晕、头痛。还可引起食欲缺乏,导致营养供应不足,使机体抵抗力下降,不良情绪可使机体产生恶性循环等。促使患者保持最佳精神状况,以利疾病的康复。

2.术前准备

除按骨科手术的常规术前准备外,尚需特别注意以下问题:

(1)完善各种术前检查:对于存在心、肺、肝、肾功能不良的患者,应给予相应的有效治疗,以改善患者的手术耐受力。按常规进行手术区和供区的皮肤准备。

(2)术前特殊训练:无论是颈前路手术还是颈后路手术,由于术中和术后对患者体位的特殊要求,必须在术前进行认真的加强训练,避免影响手术的正常进行与术后康复。内容主要包括以下几点:①床上肢体功能锻炼,主要为上、下肢的屈伸,持重上举与手、足部活动,这既有利于手术后患者的功能恢复,又可增加心脏搏出量,从而提高术中患者对失血的耐受能力;②床上大、小便训练,应于手术前在护士的督促下进行适应性训练,以减少术后因不能卧床排便而需要进行插管的机会;③俯卧位卧床训练,由于颈后路手术患者的术中需保持较长时间的俯卧位,且易引起呼吸道梗阻,所以术前必须加以训练使其适应;开始时可每次10～30 分钟,每天 2～3 次,逐渐增加至每次 2～4 小时。对涉及高位颈部脊髓手术者,为防止出现术中呼吸骤停的情况;④气管、食管推移训练,主要用于颈前路手术。因颈前路手术的入路经内脏鞘(包绕在甲状腺、气管与食管三者的外面)与血管神经鞘间隙抵达椎体前方,故术中需将内脏鞘牵向对侧,以显露椎体前方(或侧前方)。术前应嘱患者用自己的 2～4 指在皮外插入切口侧的内脏鞘与血管神经鞘间隙处,持续地向非手术侧推移,或是用另一手进行牵拉,必须将气管推过中线。开始时每次持续 10～20 分钟,逐渐增加至 30～60 分钟,每天 2～3 次,持续 3～5 天。体胖颈短者应适当延长时间。患者自己不能完成时,可由护士或家属协助完成。这种操作易刺激气管引起反射性干咳等症状。因此,必须向患者及家属反复交代其重要性,如牵拉不合乎要求,不仅术中损伤大和出血多,而且可因无法牵开气管或食管而发生损伤,甚至破裂。

3.术后护理

颈椎手术后的常规护理措施主要包括以下几个方面。

(1)体位护理:由于颈椎手术的解剖特殊性,在接手术患者时应特别注意保持颈部适当的体位,稍有不慎,即可发生意外,尤其是上颈椎减压术后以及内固定不稳定者。颈椎手术患者应注意:①搬运患者时必须注意保持颈部的自然中立位,切忌扭转、过伸或过屈,特别是放置植骨块以及人工关节者。有颅骨牵引者,搬运时仍应维持牵引。②头颈部制动,尤其是手术后24小时内,头颈部应尽可能减少活动的次数以及幅度,颈部两侧各放置一个沙袋,24小时后可改用颈围加以固定和制动。③患者下床活动前,需根据病情以及手术情况,颈部要戴石膏颈围或塑料颈围。

(2)病情观察:①术后使用心电监护仪,监测血压、脉搏、呼吸、血氧饱和度。②观察伤口局部的渗血和渗液情况,术后2小时内须特别注意伤口部位的出血情况,短时间内出血量多并且伴有生命体征改变者,应及时报告医师进行处理。颈后路手术患者还应注意伤口的渗液情况。有引流管者注意保持引流通畅并记录引流量。③观察患者吞咽与进食情况,颈前路手术48小时后,咽喉部水肿反应逐渐消退,疼痛减轻,患者吞咽与进食情况应逐渐改善。如果疼痛反而加重,则有植骨块滑脱的可能,应及时进行检查和采取相应的处理措施。

(3)预防并发症:采取的措施包括术中确实固定,术后用颈托,进行翻身时注意颈部的制动,将颈部的活动量降到最低程度。术后勿过早进食固体食物,以免吞咽动作过大,防止颈部过屈。高位颈椎术后,必须加强对生命体征的监护,保持呼吸通畅,若发现异常变化,应及时报告医师进行处理。①出血:多见于手术后当天,尤以12小时内多见。颈前路术后的颈深部血肿危险性大,严重者可因压迫气管引起窒息而死亡。因此,颈前路术后患者必须加强护理与观察,必要时术后24小时应用沙袋压迫伤口。血肿患者常常表现为颈部增粗,发声改变,严重时可出现呼吸困难、口唇鼻翼翕动等窒息症状。在紧急情况下,必须在床边立即拆除缝线,取出血块(或积血),待呼吸情况稍有改善后再送往手术室做进一步的处理。对颈后路的深部血肿,如果没有神经压迫症状,一般不宜做切口开放。除非血肿较大,多数可自行吸收。②植骨块滑脱:实施颈椎植骨融合术的患者,可因术中固定不确实、术后护理不当等原因引起植骨块滑脱,若骨块压迫食管、气管可引起吞咽或呼吸困难,须及时进行手术取出;若滑脱的骨块压迫脊髓,则可引起瘫痪或死亡(高位者),应特别注意预防。③颈前路手术患者,由于术中对咽、喉、食管和气管的牵拉,术中几乎所有的病例都伴有短暂的声音嘶哑与吞咽困难,一般可在手术后 3~5 天自行消失。严重的喉头水肿与痉挛虽不多见,但一旦发生,即可引起窒息甚至死亡,必须提高警惕,尤其是术后早期(24 小时以内)。④伤口感染:颈后路较颈前路易发生,主要原因为术后长时间仰卧、局部潮湿不透气、伤口渗血多或血肿等为细菌繁殖提供了有利条件。术后应加强伤口周围的护理,及时更换敷料,保持局部清洁、干燥。注意观察患者体温的变化、局部疼痛的性质。若发生感染,应加大抗生素的用量,可拆除数针缝线以利于引流,必要时,视具体情况做进一步的处理。

(4)饮食护理:颈前路术后 24~48 小时内以流质饮食为宜,可嘱患者多食冰冷食物,如冰砖、雪糕等,以减少咽喉部的水肿与渗血,饮食从流质、半流质逐步过渡到普食。可给予高蛋白、高维生素、低脂饮食,食物种类应多样化。长期卧床的患者,应多饮水,多吃蔬菜、水果,预防便秘。手术后期可给予适当的药膳,以增加食欲。

(5)压疮、肺部及泌尿系统感染的预防及护理:实施颈后路手术者,尤应注意防止切口部位的皮肤发生压迫性坏死,可定时将颈部轻轻托起按摩,并保持局部的清洁、干燥。睡石膏床的患者,石膏床内的骨突出部位都应衬以棉花,定时检查、按摩。

七、健康指导

(一)与患者沟通

向患者解释颈椎病的恢复过程是长期和慢性的,并且在恢复过程中可能会有反复,应做好心理准备,不必过分担忧。

(二)教会患者活动时保护颈部的方法

(1)告诉患者不要使颈部固定在任何一种姿势的时间过长,避免猛力转头动作。应保持正确的姿势,如伏案工作时间长,要每隔一段时间进行颈部多方向运动。

(2)保持正确睡眠姿势,枕头不可过高或过低,避免头偏向一侧。

(3)避免寒冷刺激。

(4)日常生活中注意加强体育锻炼,增强颈部及四肢肌力。颈部肌肉的锻炼方法:先慢慢向一侧转头至最大屈伸、旋转度,停留数秒钟,然后缓慢转至中立位,再转向对侧。每天重复数十次。

(5)对颈部每天早、晚进行自我按摩,采用指腹压揉法和捏揉法,增进血液循环,增强颈部肌力,防止肌肉萎缩。

(6)按医嘱服用药物。

(7)每1～2个月来院复查1次。

第三节　肱骨干骨折

肱骨干骨折指肱骨髁上与胸大肌止点之间的骨折。

一、解剖概要

肱骨干中段后外侧有桡神经沟,桡神经在其内紧贴。当肱骨中、下1/3交界处骨折时,易合并桡神经损伤。上臂有多个肌肉附着点,故不同平面骨折所致骨折移位也不同。

二、病因及移位

(1)直接暴力多致中、上1/3骨折,多为横行或粉碎骨折。

(2)传导暴力多见于中、下1/3段骨折,多为斜行或螺旋形。

(3)旋转暴力多可引起肱骨中、下1/3交界处骨折,所引起的肱骨骨折多为典型螺旋形骨折。

如骨折平面在三角肌止点上者,近折端受胸大肌、大圆肌、背阔肌牵拉向内移位,远折端因三角肌、肱二头肌、肱三头肌作外上移位。如骨折平面在三角肌止点以下,近折端受三角肌和喙肱肌牵拉向外前移位,远折端受肱二头肌、肱三头肌作用向上重叠移位。

三、临床表现及诊断

此种骨折均有明显的外伤史。若有局部肿胀、压痛、畸形、反常活动及骨擦音,均可诊断骨折。X线检查可确诊骨明确骨折部位、类型及移位情况,以供治疗参考。如合并神经损伤者,可出现典型垂腕、伸拇及伸掌指关节功能丧失以及手背桡侧皮肤有大小不等的感觉麻木区。

四、治疗

肱骨被丰厚的肌肉包绕,轻度的成角短缩畸形在外观不明显,对功能也无影响。因此,无须为追求良好的复位而滥用手术治疗。

(一)横断、斜行或粉碎性骨折

横断、斜行或粉碎性骨折可于复位后用夹板或石膏练习肩关节活动时应弯腰90°,做钟摆样活动。因为直立位练习易引起骨折部位成角畸形。

(二)螺旋形或长斜行骨折

螺旋形或长斜行骨折可采用小夹板固定,亦可采用悬垂石膏固定,通过石膏重量牵引使骨折复位,但患者不能平卧,睡觉时需取半卧位。

(三)肱骨开放性骨折

断端嵌入软组织或手法复位失败的闭合骨折,同一肢体多发骨折或合并神经血管损伤需手术探查者,可行切开复位内固定。

闭合性肱骨干骨折合并桡神经损伤时,一般采用非手术方法治疗。观察2～3个月后,若桡神经仍无神经功能恢复的表现,可再行手术探查。在观察期间将腕关节置于功能位,多做伤侧手指伸直活动以防畸形或僵硬。

五、护理问题

(1)有体液不足的危险:与创伤后出血有关。

(2)疼痛:与损伤、牵引有关。

(3)有周围组织灌注异常的危险:与神经血管损伤有关。

(4)有感染的危险:与损伤有关。

(5)躯体移动障碍:与骨折脱位、制动、固定有关。

(6)潜在并发症:脂肪栓塞综合征、骨筋膜室综合征、关节僵硬等。

(7)知识缺乏:缺乏康复锻炼知识。

(8)焦虑:与担忧骨折预后有关。

六、护理目标

(1)患者生命体征稳定。

(2)患者疼痛缓解或减轻,舒适感增加。

(3)能维持有效的组织灌注。

(4)未发生感染或感染得到控制。

(5)保证骨折固定效果,患者在允许的限度内保持最大的活动量。

(6)预防并发症的发生或及早发现及时处理。

(7)患者了解功能锻炼知识。

(8)患者焦虑程度减轻。

七、护理措施

(一)手术治疗及术前护理

1.心理护理

肱骨干骨折,特别是伴有桡神经损伤时,患肢伸腕、伸指功能障碍,皮肤感觉减退,患者心理压力大,易产生悲观情绪。应向患者介绍神经损伤修复的特殊性,告知骨折端将按 1 mm/d 的速度由近端向远端生长,治疗周期长,短期内症状改善不明显,使患者有充分的思想准备。关注患者感觉和运动恢复的微小变化,并以此激励患者,使其看到希望。

2.饮食

给予高蛋白、高热量、高维生素、含钙丰富的饮食,以利于骨折愈合。

3.体位

U 形石膏托固定时可平卧,患侧肢体以枕垫起,保持复位的骨折不移动。悬垂石膏固定 2 周内只能取坐位或半卧位,以维持其下垂牵引作用。但下垂位或过度牵引,易引起骨折端分离,特别是中、下 1/3 处横行骨折,其远折端血供差,可致骨折延迟愈合或不愈合,需予以注意。

4.皮肤护理

桡神经损伤后,引起支配区域皮肤营养改变,使皮肤萎缩干燥,弹性下降,容易受伤,而且损伤后伤口易形成溃疡。预防:①每天用温水擦洗患肢,保持清洁,促进血液循环;②定时变换体位,避免皮肤受压引起压疮;③禁用热水袋,防止烫伤。

5.观察病情

观察内容包括:①夹板或石膏固定者,观察伤口及患肢的血运情况,若出现患肢青紫、肿胀、剧痛等,应立即报告医师处理。②伴有桡神经损伤者,应观察其感觉和运动功能恢复情况。通过检查汗腺功能,可了解自主神经恢复情况。③若骨折后远端皮肤苍白、皮温低,且摸不到动脉搏动,在排除夹板、石膏固定过紧的因素外,应考虑有肱动脉损伤的可能;④若前臂肿胀严重,皮肤发绀、湿冷,则可能有肱静脉损伤。出现上述情况应及时报告医师处理。

6.功能锻炼

(1)早、中期:骨折固定后立即进行上臂肌肉的早期舒缩活动,可加强两骨折端在纵轴上的压力,以利于愈合。握拳、腕屈伸及主动耸肩等动作每天3次,并根据骨折的部位,选择相应的锻炼方法。

肱骨干上1/3段骨折,骨折远端向外上移位。①第8天站立位,上身向健侧侧屈并前倾30°,患肢在三角巾或前臂吊带支持下,自由下垂10～20秒,做5～10次;②第15天增加肩前后摆动8～20次,做伸肘的静力性收缩练习5～10次,抗阻肌力练习,指屈伸、握拳和腕屈伸练习,前臂旋前、旋后运动;③第22天增加身体上身向患侧侧屈,患肢在三角巾或吊带支持下左右摆动8～20次。

肱骨干中1/3段骨折,骨折远端向上、向内移位。①第8天站立位上身向患侧侧屈并前倾约30°,患肢在三角巾或吊带支持下,自由下垂10～20秒,做5～10次;②第15天增加肩前后摆动练习,做屈伸肘的静力性收缩练习5～10次。伴有桡神经损伤者,用弹性牵引装置固定腕关节功能位,用橡皮筋将掌指关节牵拉,进行手指的主动屈曲运动。在健肢的帮助下进行肩、肘关节的运动,健手握住患侧腕部,使患肢向前伸展,再屈肘后伸上臂。

肱骨干下1/3段身骨折此型骨折易造成骨折不愈合,更应重视早期锻炼。①第3天患肢三角巾胸前悬吊位,上身向患侧侧屈并前倾约30°做患肢前后、左右摆动各8～20次;②第15天增加旋转肩关节运动,即身体向患侧倾斜,屈肘90°,使上臂与地面垂直,以健手握患侧腕部:做画圆圈动作。双臂上举运动,即两手置于胸前,十指相扣,屈肘45°,用健肢带动患肢,先使肘屈曲120%双上臂同时上举,再缓慢放回原处。

(2)晚期:去除固定后的第1周可进行肩摆动练习,站立位上身向患侧侧屈并略前倾,患肢做前后、左右摆动,垂直轴做绕环运动;第2周用体操棒协助进行肩屈、伸、内收、外展、内旋、外旋练习,并做手爬墙练习,用拉橡皮带做肩屈、伸、内收、外展及肘屈等练习,以充分恢复肩带肌力。

(二)术后护理

1.体位

内固定术后,使用外展架固定者,以半卧位为宜。平卧位时,可于患肢下热垫一软枕,使之与身体平行,并减轻肿胀。

2.疼痛的护理

护理内容包括:①找出引起疼痛的原因,手术切口疼痛在术后3天内较剧烈,以后逐日递减。组织缺血引起的疼痛表现为剧烈疼痛且呈进行性,肢体远端有缺血体征。手术 3 天后,如疼痛呈进行性加重或搏动性疼痛,伴皮肤红、肿、热、伤口有脓液渗出或有臭味,则多为继发感染引起。②手术切口疼痛可用镇痛药;缺血性疼痛须及时解除压迫,松解外固定物;如发生骨筋膜室综合征须及时切开减压;发现感染时报告医师处理伤口,并应用有效抗生素。③移动患者时,对损伤部位要重点托扶保护,缓慢移至舒适体位,以免引起或加重疼痛。

3.预防血管痉挛

行神经修复和血管重建术后,可能出现血管痉挛。①避免一切不良刺激:严格卧床休息,石膏固定患肢 2 周;患肢保暖,保持室温 25 ℃左右。不在患肢测量血压、镇痛,禁止吸烟与饮酒。②1 周内应用扩血管、抗凝药,保持血管的扩张状态。③密切观察患肢血液循环的变化:检查皮肤颜色、温度、毛细血管回流反应、肿胀或干瘪、伤口渗血等。

4.功能锻炼

详见术前护理相关内容。

八、健康指导

(1)饮食:多食高蛋白、高维生素、含钙丰富的饮食。

(2)体位:对桡神经损伤后行外固定者,应确保外固定的稳定,以保持神经断端于松弛状态有利于恢复。

(3)药物:对伴有神经损伤者,遵医嘱口服营养神经药物。

(4)进行功能锻炼:防止肩、肘关节僵硬或强直而影响患肢功能。骨折 4 周内,严禁做上臂旋转活动。

(5)复查指征及时间:U 形石膏固定的患者,在肿胀消退后,石膏固定会松动,应复诊;悬吊石膏固定 2 周后,更换长臂石膏托,继续维持固定 6 周左右。伴桡神经损伤者,定期复查肌电图,了解神经功能恢复情况。

第四节　脊　椎　骨　折

一、脊椎骨折

脊椎骨折又称脊柱骨折,胸腰段脊柱骨折多见。脊柱骨折可以并发脊髓或马尾神经损伤,特别是颈椎骨折或脱位合并脊髓损伤。脊髓损伤造成的截瘫,可使患者丧失全部或部分生活自理能力,还可继发其他并发症,需加强治疗、护理和康复指导。

(一)病因与分类

绝大多数由间接暴力引起。如自高处坠落,头、肩或足、臀部着地,地面对身体的阻挡使身体猛烈屈曲,所产生的垂直分力导致椎体压缩性骨折;水平分力较大,则可同时发生脊椎脱位。弯腰时重物落下打击头部、肩部或背部,也可发生同样的损伤。少数直接暴力所致的损伤,多见于战伤、爆炸伤或直接撞击伤等。

1.根据受伤时暴力作用方向分类

(1)屈曲型损伤:最常见,多数发生在胸腰段脊柱。

(2)伸直型损伤:极少见。

(3)屈曲旋转型损伤:可发生椎间关节脱位。

(4)垂直压缩型损伤:可发生胸、腰椎压缩性骨折。

2.根据损伤程度和部位分类

(1)胸、腰椎骨折与脱位:①椎体单纯压缩性骨折;②椎体粉碎压缩性骨折;③椎体骨折脱位。

(2)颈椎骨折与脱位:①颈椎半脱位;②椎体骨折;③椎体骨折脱位;④寰枢椎骨折与脱位。

(3)附件骨折:常与椎体压缩性骨折合并发生,如关节突骨折等。

3.根据骨折的稳定程度分类

(1)稳定型骨折:椎体压缩不超过原高度 1/3 的单纯压缩性骨折,不易发生移位。

(2)不稳定型骨折:椎体压缩超过原高度 1/3 以上的压缩性骨折,椎体粉碎性骨折,椎体骨折合并脱位等,复位后容易再移位。

(二)临床表现和诊断要点

1.症状和体征

有严重的外伤史,可伴有复合损伤。受伤局部疼痛、站立及翻身困难,由于腹膜后血肿刺激腹膜神经节,可有肠蠕动减慢、腹痛、腹胀等症状。损伤部位棘突明显压痛、肿胀,胸腰段损伤时,常有后突畸形。有脊髓损伤的相应症状和体征。

2.X 线检查

X 线检查可确定损伤部位、类型和移位情况;CT 和 MRI 检查有助于诊断和治疗。

(三)治疗原则

1.伴有其他严重多发伤

如颅、胸、腹腔脏器损伤或休克时应优先处理,以抢救患者生命。

2.胸、腰椎骨折

(1)单纯性压缩性骨折的治疗:①椎体压缩不到 1/3 或年老体弱不能耐受复位及固定者可仰卧于硬板床上,骨折部垫厚枕,使脊柱过伸。同时指导患者在伤后 3 天开始进行腰背肌锻炼,第 3 个月内可以下地稍许活动,但仍以卧床为主。3 个月后逐渐增加下地活动时间。②椎体压缩高度超过 1/3 的青少年及中年患者,可采用两桌法和双髁悬吊法复位。复位确定后包石膏背心,固定 3 个月。固定期间,每天坚持做背肌锻炼,并逐日增加锻炼时间。

(2)爆破型骨折的治疗:①对无神经症状且证实无骨块挤入椎管内者,可采用双踝悬吊复位法;②对有神经症状且证实骨块挤入椎管内者,不宜复位,需手术除去突入椎管内的骨折片及椎间盘组织,再做植骨和内固定术。

3.颈椎骨折

(1)稳定型颈椎骨折,轻度压缩者可采用颌枕带卧位牵引复位。有明显压缩或脱位者可采用持续颅骨牵引复位再辅以头颈胸石膏固定 3 个月。

(2)对爆破型骨折有神经症状者,原则上早期手术,切除骨碎片、行减压、植骨融合及内固定术。

二、脊髓损伤

脊髓损伤是脊柱损伤的严重并发症。由于椎体的移位或碎骨突入椎管内,压迫脊髓或马尾神经,产生不同程度的损伤。受伤平面以下的感觉、运动反射功能丧失,括约肌功能完全丧失,成为完全性瘫痪,部分丧失时成为不完全性瘫痪。

(一)分类

按脊髓和马尾损伤程度可分为以下几种。

1.脊髓休克

脊髓休克又称脊髓震荡。损伤后脊髓有暂时性功能抑制,发生弛缓性瘫痪,损伤平面以下肢体的感觉、运动、反射及括约肌功能丧失。可为不完全性,常在数小时或数天内逐渐恢复,最后可完全恢复。

2.脊髓损伤

脊髓有部分挫裂和完全断裂。早期呈弛缓性瘫痪,损伤平面以下肢体的感觉(痛觉、温觉、触觉、位置觉),运动和反射(包括深浅反射)完全或部分丧失。

3.脊髓受压

骨折移位、碎骨片、破碎的椎间盘及硬膜外血肿等致使脊髓受压,及时解除压迫物,脊髓功能可部分恢复或全部恢复。胸 10~腰 1,脊髓损伤可合并神经根损伤。

4.马尾神经损伤

在腰以下的椎体骨折脱位可产生马尾神经损伤,导致损伤平面以下感觉、运动、反射消失。

(二)临床表现和诊断要点

1.脊椎损伤

由于损伤部位、原因和程度不同,可出现不同的体征。表现为受伤平面以下,单侧或双侧感觉、运动、反射及括约肌功能全部或部分丧失。

2.脊髓半切征

损伤平面以下同侧肢体的运动及深感觉消失,对侧肢体痛觉和温觉消失。

3.颈髓损伤

表现为四肢瘫,可因肋间肌瘫而呼吸困难,出现腹式呼吸,呼吸道分泌物不易咳出,易发生肺部感染。

4.瘫痪特点

瘫痪早期均为弛缓性瘫痪,颈、胸髓损伤常在伤后 3~6 周,逐渐转变为痉挛性瘫痪。

5.X 线检查

可显示脊柱损伤部位、损伤程度和性质。CT 和 MRI 检查有助于诊断和治疗。

(三)治疗原则

(1)尽早解除对脊髓的压迫,是保证脊髓功能尽可能恢复的首要问题,对椎体骨折或骨折脱位,应尽早施行手术复位,在复位同时解除压迫因素。

(2)稳定脊椎,尤其对椎体不稳定骨折复位和减压后进行适当的内固定或植骨融合避免发生移位。

(3)给予合适的固定,防止因损伤部位的移动而产生的脊髓再损伤,一般采用颌带牵引或持续骨牵引。

（4）减轻脊髓水肿和继发性损害。一般应用静脉滴注地塞米松,甘露醇、甲泼尼龙冲击等方法治疗。

（5）加强功能锻炼预防各种并发症。

三、创伤性高位截瘫患者的护理

（一）护理评估

1.术前评估

（1）健康史:迅速了解患者的外伤史,受伤时间,原因、部位和受伤时的体位,急救情况、搬运方式。既往有无其他疾病,特别是心、肺、泌尿系统疾病。

（2）症状和体征:①患者痛觉、温觉、触觉及位置觉丧失平面的程度,评估躯体及肢体感觉、运动功能,肛门括约肌、膀胱的功能,判断脊髓损伤的程度和水平;②监测患者的生命体征、神志、评估有无休克、颅脑、胸部、腹部损伤等复合伤;③疑有高位颈髓损伤者,判断有无肋间肌及腹肌麻痹;第四颈椎以下损伤者,可出现腹式呼吸;监测患者呼吸频率、深浅、呼吸是否有效、肺部呼吸音的变化,评估呼吸道畅通程度和监测动脉血氧分压;④患者及家属对意外伤残的感知改变和面对现实的承受能力,家属和社会的支持程度。

2.术后评估

（1）了解麻醉和手术方式、手术过程、输血补液情况等。

（2）监测生命体征,尤其是体温和呼吸的变化。观察脊髓损伤的恢复程度。

（3）评估患者有无体温升高、肺部感染、尿失禁、尿潴留、便秘、压疮等并发症发生。

（二）护理诊断/问题

（1）低效性呼吸形态:与脊髓损伤后呼吸功能不全有关。

（2）清理呼吸道无效:与脊髓损伤后呼吸肌功能障碍导致排痰功能下降,呼吸道感染有关。

（3）躯体移动障碍:与神经肌肉功能障碍有关。

（4）体温调节无效:与自主神经系统功能紊乱或体温调节中枢紊乱有关。

（5）潜在并发症:肺部感染、泌尿系统感染、压疮等。

（三）护理目标

（1）维持良好的呼吸状态。

（2）保持呼吸道通畅,患者能有效排出痰液。

(3)最大限度的恢复肢体功能,能配合完成体位变动和躯体移动。

(4)体温保持在正常范围内。

(5)无并发症发生或有并发症能被及时发现和处理。

(四)护理要点

1.病情观察

定时监测患者面色、表情、生命体征,密切注意呼吸运动的类型(胸式或腹式呼吸),呼吸的幅度、频率和节律。以判断是否有呼吸道梗阻、缺氧或二氧化碳蓄积。必要时监测血氧饱和度或动脉血气分析,以监测呼吸衰竭的发生。手术患者观察颈围及呼吸困难情况,因颈前、后路手术均能因血肿引起呼吸困难。颈前路术后同时伴有颈部增粗,多因颈部血肿压迫气管出现呼吸困难所致,颈后路术后出现呼吸困难应考虑是否由局部血肿压迫脊髓或脊髓水肿反应所致。前者拆线清除积血,后者配合呼吸机和气管插管。同时给予吸氧,静脉滴注地塞米松等。

2.减少颈部活动

无颅骨牵引者可用颈围加以固定与制动,以减少出血。

3.预防肺部并发症

截瘫患者长期卧床,易发生呼吸道分泌物淤积,产生肺不张而继发感染。尤其是颈椎骨折者肋间肌麻痹,依赖于膈肌呼吸,引起肺膨胀不全,更容易发生肺部感染。护理:①受伤初期,可给予适当的止痛剂,以减轻疼痛。鼓励指导患者做深呼吸及用力咳嗽,以增加肺活量,清除分泌物,防止肺不张。②定时更换体位,每次翻身时轻轻叩击胸背部,使痰液松弛,利于排出。若发现一侧肺感染或肺膨胀不全时,应使患侧向上,体位引流排痰。③痰液黏稠者,遵医嘱予以雾化吸入,雾化液中加抗生素、地塞米松、糜蛋白酶等药物稀释痰液,利于痰液排出及预防感染发生。伴有肺不张时,可用导管吸出气管或支气管分泌物,必要时通知医师用气管镜吸痰。④高位颈椎骨折伴呼吸困难者,早期行气管切开是防止呼吸道阻塞和肺部感染的主要措施。行气管切开后按气管切开护理。

4.泌尿系统感染的预防与护理

脊髓损伤截瘫患者有暂时性或长期性排尿功能的改变,这种功能改变的程度和时间的长短,取决于神经损伤的程度和平面的高低,同时还取决于伤后的适当处理和认真负责、细致的护理。发生泌尿系统感染通常有以下的原因:有长期留置导尿者可因插导尿管引入异物、引流袋中的尿液反流入膀胱、尿液引流不畅膀胱内积存残余尿而导致感染。护理:①截瘫早期,膀胱处于感觉运动完全消失的状态,膀胱内只能积存尿液不能排出。所以,一般在伤后 2 周内给予留置导尿,持续引流尿液,2～3 周后改为每 4～6 小时定时开放一次,以训练膀胱反射或自律性收缩功能,预防尿道感染和膀胱萎缩。②鼓励患者多饮水,每天达 3 000 mL 左右。必要时每天膀胱冲洗 1～2 次以冲洗膀胱内积存的残渣,预防泌尿系统结石和感染。③留置导尿期间每天用低浓度碘伏溶液消毒尿道口两次,每周更换导尿管一次。④若发生感染,留置导尿管应持续引流,增加补液量或多饮水,增加尿量,起到局部冲洗作用。

5.压疮的预防

压疮是截瘫患者最容易出现的并发症,由于皮肤感觉障碍和躯体功能障碍以及自主神经系统功能紊乱,使皮下及皮下组织受压而形成压疮。护理:①间歇性解除压迫是预防压疮的首要措施,翻身是最简单、最有效的压力解除法。必须每 2～3 小时翻身一次。翻身时要有足够的人力,以保护受伤部位的稳定,避免造成进一步损伤。一般在受伤早期,胸腰椎骨折患者翻身时,至少有 2 人,颈椎骨折至少有 3 人,待患者骨折局部稳定后可由 1 名护士帮助患者翻身即可。有条件时可用特制的翻身床、电脑分区域充气床垫等以减轻局部压迫。②保持床单位清洁、平整、松软、干燥、无皱褶、无渣屑。③保持患者皮肤清洁干燥,若有大便失禁者,需用温水将肛门周围洗净,并涂上氧化锌软膏保护局部皮肤。对骨突出部位垫气圈或棉垫,减轻局部组织长期受压。④对已形成压疮且面积较大,组织坏死较深者,按外科原则处理创面。

6.体温失调的护理

脊髓损伤后,自主神经系统功能紊乱,受伤平面以下皮肤停止汗液分泌,对气温的变化失去了调节和适应能力,因而产生高热(可达 40 ℃以上)、低温(35 ℃以下)。应加强护理。

(1)高热时:①将患者安置在设有空调的房间内,严密监测体温的变化;②物理降温,如在腋窝及表浅大血管处置冰袋进行冰敷、冰水灌肠、酒精擦浴等。但冰敷时切忌冻伤组织;③药物降温,可采用冬眠疗法等;④补充足够的液体以维持水电解质平衡,补偿高热的消耗;⑤加强口腔护理,高热时每天口腔护理 2～3 次,饮食前后漱口,以防口腔感染。

(2)低温时:注意保暖,适当调高室温,必要时采用物理升温,但使用热水袋、电热毯等设施时,应严格控制温度,以防烫伤。

(五)健康教育

(1)指导帮助家属做好肢体功能的保护及锻炼。截瘫患者卧床期间,应将截瘫的肢体用软枕或泡沫保持功能位,避免被服压迫足背,以防足下垂。每天定时按摩截瘫肢体及各关节的被动活动锻炼,以防肌肉萎缩,并能预防静脉血栓形成。病情稳定后要进行肢体的主动功能锻炼,并逐渐练习坐起或是用手摇车,上肢活动正常的患者逐渐练习扶双拐下地行走。

(2)对患者及家属进行预防并发症的教育,使患者及家属主动配合治疗和护理。告知患者注意营养,饮食调配要合理,防止便秘及营养不良的发生。

(3)指导家属及亲友注意患者安全,保证家庭环境中无有害物体存在。

(4)对高空及井下工作人员加强安全宣传,规范安全操作。

第五节 手 部 损 伤

手外伤临床多见,处理是否及时正确,关系到患者的生活、工作和学习能力,故应注意手外伤的治疗和护理。

一、损伤原因

(一)刺伤

如钉、针、竹尖、小木片、小玻璃片所致。特点是伤口小而深,异物易存留或致组织感染。

(二)锐器伤

日常生活中刀、玻璃、罐头等切割伤所致。特点是伤口较整齐,但深浅不一,可造成神经、肌腱、血管的损伤。

(三)钝器伤

钝性重物,高速旋转的叶片等引起组织损伤或挫伤。包括皮肤裂伤撕脱,肌腱、神经损伤和骨折,重者全手或手指毁损。

(四)挤压伤

多为门窗、车轮、机器滚轴等挤压所致。如甲下血肿、甲床破裂、皮肤撕脱、骨折和关节脱位等。

(五)火器伤

烟花、爆竹、雷管炸伤等引起。伤口多不整齐,范围广,污染重,坏死组织多,可有组织缺损和骨折。

二、检查与诊断

手外伤有时合并全身其他部位损伤,检查时加以注意。局部可进行以下检查。

(一)手部伤口的检查

了解伤口部位、大小、损伤性质和皮肤缺损情况、残余皮肤能否存活、是否需要植皮;伤口深部组织、肌腱、神经、骨与关节损伤情况。疑有骨折或脱位者摄 X 光片。

(二)神经损伤的检查

了解伤后手部感觉功能和手内肌功能是否有障碍,有无正中神经、尺神经及桡神经损害的表现。正中神经损伤表现为拇指对掌功能障碍及拇、示指捏物功能障碍,手掌桡侧 3 个半手指感觉障碍。尺神经损伤表现为环、小指爪形手畸形或 Froment 征。桡神经损伤表现为手背桡侧及桡侧 3 个半手指近侧指间关节近端的感觉障碍。

(三)血管损伤的检查

了解手部血管有无损伤、损伤的性质和程度。注意桡、尺动脉搏动是否减弱或消失。观察手指末梢血循环情况,有无苍白、皮温降低、青紫、肿胀等,有无活动性出血,判断是否需做血管吻合。

(四)肌腱损伤的检查

注意各种肌腱断裂的特征。

(1)拇长屈肌腱断裂:固定拇指近节,指间关节不能主动屈曲。

(2)指深屈肌腱断裂:当固定患指中节,则远侧指间关节不能主动屈曲。

(3)指浅屈肌腱断裂:除患指外,将其他三个手指固定于伸直位,让患者屈患指,近侧指间关节不能主动屈曲。

(4)指浅、深屈肌腱同时断裂:用上述两法检查,患指各关节均不能做主动屈曲运动。

(五)骨与关节损伤的检查

骨折者除局部疼痛、肿胀、功能障碍外,尚有手指明显缩短、旋转、成角畸形及异常活动,即可诊断。若疑有骨折者应摄 X 线片,了解骨折的部位、类型和移位情况。

三、治疗原则

(一)现场急救

目的是止血,减少伤口污染,防止再损伤和迅速转运。采用止血、伤口加压包扎止血和局部固定方法,以争取时间早期治疗。一般不用止血带止血,若有大血管损伤引起大出血采用止血带止血,应用气囊止血带于上臂上 1/3 部位,局部有衬垫,记录时间,每隔 1 小时放松止血带 5～10 分钟,以免引起肢体缺血性肌挛缩或坏死。切忌将止血带缚于上臂中下段,以防压迫桡动脉。

(二)早期彻底清创

手部伤口清创最好在伤后 6～8 小时内进行。清创时彻底清除失去活力的组织,尽可能修复肌腱、神经。有骨折或脱位者必须复位固定,以恢复手部骨支架。受伤超过 12 小时,或修复技术困难者,可行清创,闭合伤口,再行二期修复。清创最好在充气止血带控制下进行。

(三)早期闭合伤口

伤口整齐皮肤无明显缺损者采用直接缝合。但伤口纵行越过关节、与指蹼边缘平行或与皮纹垂直者采用“Z”字成形术改变切口方向,避免日后瘢痕挛缩,影响手部功能。对张力过大或有皮肤缺损的伤口,可采用皮瓣移植。对受伤时间过长或污染严重的伤口,清创后切开引流,观察 3～5 天后再行延期缝合或植皮。

(四)术后处理

清创后用石膏托将手固定于功能位上,指端外露,便于观察患指血液循环、感觉与运动情况。抬高患指,减轻肿胀。术后 10～14 天拆除伤口缝线,带蒂皮瓣移植后 3～4 周断蒂。及早解除外固定,行患肢功能恢复锻炼。石膏固定时间依修复组织的性质而定,如吻合血管后固定 2 周,肌腱缝合后固定 3～4 周,神经修复后固定 4～6 周,关节脱位固定 3 周,骨折 4～6 周。深部组织未予修复者,应根据创面愈合和局部情况 1～3 个月内行二期手术。

四、护理评估

(一)术前评估

1.健康史

尽快了解患者的外伤史,现场急救情况及有无其他部位损伤。

2.症状和体征

伤口部位、大小、损伤性质及皮肤缺损情况。手部感觉、掌指功能是否有障碍及血液循环状况。

(二)术后评估

(1)了解手术过程、手术方式,伤口愈合及功能恢复程度。

(2)患者及家属对意外损伤的心理反应,认知状况和康复知识的掌握程度。

五、护理诊断/问题

(1)知识缺乏:与缺乏石膏固定和功能锻炼知识有关。

(2)潜在并发症:关节僵硬。

六、护理目标

(1)患者了解或掌握石膏护理及功能锻炼的知识。

(2)无并发症的发生。

七、护理要点

(一)急救护理

迅速监测患者生命体征,观察患者全身状况。对出血较多的患者,及时输血、输液。急做各项药物过敏试验,如青霉素、普鲁卡因、破伤风抗毒素等。术前肌内注射破伤风抗毒素。

(二)皮肤准备

伤口用无菌纱布覆盖。伤口以外的周围皮肤用软毛刷蘸肥皂水擦洗,并剃毛。备皮范围需超过肘关节以上或包括整个上肢并剃腋毛,剪指甲。若需植皮或做皮瓣移植者,尚需准备供区皮肤。

(三)观察局部血液循环

定期巡视病房,密切观察指端皮肤温度、色泽、感觉及血液循环状况。同时将桡骨茎突部位的敷料剪开,定时观察桡动脉搏动。如发现皮肤苍白或发绀,皮纹降低或指腹萎缩,应立即报告医师,配合处置。抬高患肢,略高于心脏水平。当患者坐位或站位时将患肢悬吊于胸前而不要下垂,以利于静脉回流,减轻肿胀和疼痛。

(四)有效固定并保持其功能位

即保持腕关节背伸 20°~30°,掌指关节屈曲 45°,指间关节微曲和拇指对掌位。但是有些损伤修复后,固定时以组织无张力为原则,如掌侧神经、肌腱缝合后,关节保持最大限度的屈曲位,以利于肌腱愈合和神经再生。在固定石膏托未干时,保护好石膏勿断裂或变形;石膏托包扎不要过紧以免影响血液循环,不利于伤口愈合;患手消肿后若石膏松动,应及时更换石膏托,以免影响治疗效果。严格遵守限定石膏固定时限。

八、健康教育

(一)功能锻炼

按计划指导或帮助患者进行早期的主动和被动功能锻炼,避免发生关节僵硬、肌肉萎缩、影响手的功能恢复。在石膏固定期间,积极活动未固定的手指及上肢各关节,固定部位亦可作肌肉静力收缩练习。去除固定后,应继续进行积极的功能锻炼。鼓励患者日常生活中积极运用患手,如拿筷子、扣纽扣以及使用钳子和螺丝刀等工具进行手的功能锻炼。

(二)日常生活注意安全

由于部分手外伤患者存在不同程度皮肤感觉丧失,对外界冷、热、创伤等刺激反应迟钝,容易造成感觉丧失区的皮肤擦伤、烫伤和冻伤。告知患者日常生活中注意保护感觉丧失区的皮肤,避免发生擦伤、烫伤和冻伤。

第六节 骨 肿 瘤

凡发生在骨内或起源于骨各种组织成分的肿瘤,不论是原发性、继发性或转移性肿瘤均称为骨肿瘤。原发性骨肿瘤来自骨骼系统本身的瘤细胞;继发性骨肿瘤是由身体其他器官或组织发生的恶性肿瘤通过血液循环,淋巴管转移到骨组织。原发性良性肿瘤比恶性多见。良性肿瘤中以骨软骨瘤、软骨瘤多见。恶性肿瘤以骨肉瘤、软骨肉瘤和纤维肉瘤多见。骨肿瘤的发病年龄很有意义,如骨肉瘤多发生于儿童和青少年,骨巨细胞瘤主要发生于成人。解剖部位对肿瘤的发生也有意义,许多肿瘤多见于长骨的干骺端,如股骨下端、胫骨上端,而骨骺则很少受影响。

骨肿瘤按外科分期来制订手术方案已被公认是一个合理而有效的措施。外科分期是将外科分级(grade,G)、外科区域(territory,T)和有无转移(metastasis,M)结合起来,制订手术方案。①G 表示肿瘤的性质:G_0 良性,G_1 低度恶性，G_2高度恶性。②T表示肿瘤侵袭范围：以肿瘤囊和间室为界。T_0囊内，T_1间室内，T_2间室外。③M表示转移：M_0无转移，M_1转移。按G、T、M所组成的外科分期系统，可大致判断肿瘤的良恶性程度，并指导治疗。

一、骨软骨瘤

骨软骨瘤又称骨疣，是一种较常见的良性肿瘤。它分单发性和多发性两种。多见于青少年。常发生于长骨的干骺端，如股骨下端、胫骨上端和肱骨上端。

(一)病理

骨软骨瘤其发生实质是骨生长方向的异常和长骨干骺区再塑形的错误。其结构包括正常骨组织和覆盖顶端的正常软骨帽，因其有自身的骨骺板，所以到生长年龄结束时，骨软骨瘤生长也停止。仅有1%的单发骨软骨瘤有明显的恶变倾向。

(二)临床表现和检查

1.临床表现

骨软骨瘤可长期无症状，多因无意中发现骨性包块而就诊。若肿瘤压迫周围血管、神经、肌腱等可产生疼痛。

2.X线检查

在长骨的骨骺端可见骨性突起，其皮质和松质骨与正常骨相连。其突起可带蒂，也可无蒂。软骨帽可呈不规则钙化。

(三)治疗原则

属$G_0T_0M_0$的骨肿瘤，一般不需治疗。若肿瘤生长快，出现压迫症状，应考虑做切除术。切除范围从肿瘤基底四周正常骨组织开始，包括纤维膜或滑囊，软骨帽，以及肿瘤本身一并彻底切除，以免复发。

二、骨巨细胞瘤

骨巨细胞瘤是我国发病率较高的骨肿瘤。好发年龄20～40岁，好发部位为股骨下端和胫骨上端。

(一)病理

骨巨细胞瘤起源于骨髓结缔组织间充质细胞，以间质细胞和多核巨细胞为主要结构，是一种潜在恶性或介于良恶性之间的溶骨性肿瘤。骨巨细胞瘤按分化程度分3级：Ⅰ级，基质细胞少，核分裂少，多核巨细胞多；Ⅱ级，基质细胞较多，核分裂较多，多核巨细胞减少；Ⅲ级，以基质细胞为主，核分裂极多，多核巨细胞很少。分级的意义是对治疗有参考价值,并不能以此来判断其是良性还是恶性。

(二)临床表现和诊断要点

1.临床表现

主要的症状为局部疼痛和肿胀,与病情的发展相关。若病变侵及关节软骨,可影响关节功能。

2.X线检查

显示骨端偏心性溶骨性破坏而无骨膜反应,病灶骨皮质膨胀变薄,呈肥皂泡样改变。

(三)治疗原则

肿瘤属 $G_0T_0M_{0\sim1}$ 者,以手术治疗,采用切刮术加灭活处理,再植入松质骨或骨水泥填充,但易复发。对于复发者,应做切除或节段截除术或做假体植入术。肿瘤属 $G_{1\sim2}T_{1\sim2}M_0$ 者,采用广泛或根治切除或截肢术。化疗无效,放射疗法虽有效,但照射后易发生肉瘤变。

三、骨肉瘤

骨肉瘤是一种最常见的骨原发性恶性肿瘤。好发于青少年,好发部位为股骨远端、胫骨近端和肱骨近端的干骺端。

(一)病理

恶性瘤细胞直接形成骨样组织,因此,又被称之为骨肉瘤。肺转移的发病率较高,大部分患者死于肺转移。

(二)临床表现和检查

1.临床表现

主要症状为局部疼痛。开始呈间歇隐痛,逐渐转为持续性剧痛,夜间疼痛加重,伴有全身恶病质。病变关节有不同程度的功能障碍。病变局部肿胀,很快形成肿块,肿瘤表面皮温增高,表浅静脉怒张。溶骨性骨肉瘤可导致病理性骨折。若有肺转移,可出现咳嗽、胸痛、咯血,甚至呼吸困难。

2.X线检查

可有不同形态,主要表现有成骨性的骨硬化灶或溶骨性的破坏,骨膜反应可见骨膜三角或呈"日光射线"现象。

3.实验室检查

可有贫血、血沉加快、碱性磷酸酶增高。

(三)治疗原则

肿瘤属 $G_2T_{1\sim2}M_0$ 者,采用综合治疗。术前大量的化疗,然后根据肿瘤浸润范围作根治性切除瘤段、灭活再植或植入假体的保肢手术或截肢术,术后继续大剂量化疗。随骨肿瘤综合疗法的发展,生存率不断提高,5 年生存率已达 50％以上。

四、护理

(一)护理评估

1.术前评估

(1)健康史:了解患者年龄、职业、生活环境、既往史和家族史等。既往史中注意疾病史,尤其是肿瘤疾病史。了解此次患病是否有精神不振、食欲缺乏、低热、消瘦及贫血等全身营养状态的改变。

(2)症状和体征:①根据病变局部表现评估疼痛的性质、部位和程度,有无压痛。局部活动是否因疼痛而受限,疼痛缓解措施是否有效等;有无肿胀、压迫及转移症状;是否有皮温升高和静脉怒张的表现;有无病理性骨折的发生等。②了解患者重要脏器功能状态及辅助检查结果,评估患者对手术的耐受能力。③患者及家属对疾病的预后,拟采取的手术方式,化疗方案的了解程度及家庭经济承受能力。

2.术后评估

(1)麻醉方式、手术名称、术中经过、术后伤口引流是否通畅。

(2)肢体残端的愈合情况,局部血液循环及肢体功能状态。

(3)患者及家属对术后健康教育内容的掌握程度和出院前的心理状况。

(二)护理诊断/问题

(1)疼痛:与肿瘤浸润或局部组织压力升高有关。

(2)预感性悲哀:与担心肢体功能丧失或疾病预后效果有关。

(3)躯体移动障碍:与疼痛或肢体受损有关。

(4)潜在并发症:病理性骨折。

(三)护理目标

(1)缓解疼痛,患者舒适。

(2)做好心理护理,调整心态,面对现实顺应身体的改变。

(3)帮助患者进行床上活动,最大限度恢复肢体功能。

（4）患者无病理性骨折发生。

(四)护理要点

1.术前护理

（1）帮助患者控制疼痛：因疼痛可影响机体正常生理活动，故应及时有效地解除或缓解疼痛，以减轻患者的痛苦。指导患者保持舒适的体位并经常更换。转移患者注意力，如听音乐、看电视及其他消遣活动，以消除紧张情绪。适当配合应用镇静剂，增强止痛药的作用。遵医嘱按时给药，尽可能在未痛之前给药。应用止痛药时可按"三阶梯"止痛方案执行。

（2）活动与休息：应嘱咐患者下地时患肢不要负重，以免发生病理性骨折和关节脱位的意外损伤。脊柱肿瘤的患者应绝对卧床休息，指导患者作松弛活动，不要坐起或行走，以防脊柱骨折造成截瘫。对于允许活动而不能行走的患者，利用轮椅帮助患者每天有一定的室外活动时间。对无法休息和睡眠的患者，必要时应用镇静止痛药物，以保证患者休息。

（3）术前准备：为防止术后伤口感染，术前3天每天用肥皂水清洁局部，术前一天用肥皂水清洗后剃去手术区域的汗毛，清洗擦干后用碘伏消毒，并以无菌巾包扎。脊柱、下肢手术者，手术前一晚肥皂水灌肠，防止术后长期卧床而腹胀。骶尾部手术，术前3天服用肠道抗菌药物，手术前一晚清洁灌肠。下肢手术患者术前2周开始做股四头肌等长收缩锻炼，为手术后康复打基础。

（4）补充营养和水分：患者因疼痛、化疗及精神负担而影响食欲，常有不同程度的营养障碍，表现为皮肤弹性差、脱水、体重减轻等。应鼓励患者摄取足够的营养，合理进食高蛋白、高热量、高维生素饮食。饮食宜清淡，易消化，必要时可行少量多次输血，以增强抵抗力，为手术创造条件。

2.术后护理

（1）病情观察与体位：严密监测患者生命体征的变化，有伤口引流者应及时连接，妥善固定，并保持引流通畅，注意引流液的颜色和量。观察伤口敷料渗出情况，及时更换浸湿的敷料，同时注意评估其性质和量。术后抬高患肢或采取功能位，一般膝关节术后，膝关节屈曲15°，踝关节背屈90°，髋关节外展中立，防止发生内收外旋脱位。

（2）保留肢体肿瘤灭活再植者的护理：术后抬高患肢，适当制动，观察局部灭活后组织的反应、肿胀程度、表面皮肤血运和温度，有无全身反应。远端肢体是否肿胀，有无感觉、运动异常和毛细血管充盈迟缓。若发生，如为创面包扎过紧所致应及时放松，采取措施后不改善，及时报告医师。

（3）功能锻炼：为改善血循环，增加肌肉力量，预防关节粘连及肌肉萎缩，术后48小时开始进行肌肉的等长收缩练习。对局部切除或病灶内的切刮植骨或骨水泥填充的患者，一般伤口愈合后即可下地进行功能锻炼。但对囊内切除的患者，则需要辅以外固定等待骨愈合，不宜早期下床活动。

（4）截肢术后患者的护理：①伤口护理，床边常规备止血带，以免残端血管结扎脱落导致大出血而危及生命。注意截肢术后肢体残端渗血情况，观察引流液的性质和量，渗血较多者可用棉垫加弹性绷带加压包扎，但加压包扎不应在残肢近侧，以免远端水肿和出血。若创口出血量大，立即在近侧用止血带止血，并报告医师，协助处理。②局部观察，观察肢体残端有无水肿、发红、水泡、皮肤坏死、并发感染。是否有残肢疼痛或幻痛。大腿截肢术后应防止髋关节屈曲、外展挛缩；小腿截肢术后要避免膝关节屈曲挛缩。③幻肢痛护理，幻肢痛是患者感到已切除的肢体仍然有疼痛或异常感觉。向患者阐明幻肢痛的原因，耐心说服患者面对现实接受截肢的事实。加强残肢运动，自觉疼痛时轻轻敲打残肢，从空间和距离的确认慢慢消除幻肢感，从而解除幻肢痛的主观感觉，必要时应用镇静、止痛剂。对长期顽固性疼痛可行神经阻断术。④残肢锻炼，指导患者进行残肢屈、伸和内收、外展活动，以增强肌力，保持关节活动范围，鼓励患者使用辅助设备（如扶车、拐、手杖等）。鼓励患者早期下床活动，反复进行肌肉强度和平衡锻炼，经常拍打，按摩锻炼局部，使之收缩并耐受磨炼，为安装假肢做准备。

3.化疗患者的护理

（1）观察药物毒性反应：了解和掌握化学治疗药物的作用和毒性反应，掌握药物浓度。定时检查血常规，观察抗癌药物对骨髓功能的抑制程度。白细胞计数减少时要防止感染，必要时采取保护性隔离措施；血小板减少时应注意观察出血情况，若出现牙龈出血、皮肤瘀点等，必要时输成分血。定期检查肝、肾功能，以了解抗癌药物对其损害情况。

（2）用药注意事项：使用化疗药物时应严格遵守给药途径，根据药物代谢特点采用动、静脉滴注或推注给药。化疗药物剂量要准确，现用现配，以免稀释时间过长而降低疗效；同时应用几种药物时，每种药物之间应用等渗溶液隔开。化疗药物对血管刺激大且应用时间长，应保护好血管，选择血管应从肢体的远端至近端；输液时先输等渗溶液，确认针头在血管内再输入化疗药物，防止药液外渗。一旦发生外渗，立即用50%硫酸镁溶液湿敷，防止皮下组织坏死。护士操作时应注意自我保护，戴口罩，帽子，橡胶手套，穿长袖白大衣。用过的注射器应放在防泄的容器内，采取隔离处理。

（3）化疗药物所致其他反应的护理。①消化道反应：常见有恶心、呕吐、厌食，应给予相应的护理措施，如化疗前30分钟左右应用止吐剂，化疗前24小时及化疗后72小时内进清淡饮食，少食多餐，避免喝咖啡及食用辛辣油腻性食品。②口腔感染：主要与抵抗力降低有关。应注意口腔护理，可用0.9％生理盐水或具有抑菌作用的漱口液漱口，口服维生素B_2及抗生素。③脱发：因毛囊上皮生长迅速，对药物敏感，极易发生脱发，应告知患者停药后头发可再生。减少脱发可以用头皮降温法，于输液前5分钟，头部带冰帽。用药后持续30～40分钟，可减少药物对毛囊的刺激。④皮疹、皮肤瘙痒：于用药后1～5天出现，应观察皮疹颜色及部位，防止受压部位起水泡及皮肤破溃，给予抗过敏药物。

4.健康教育

（1）身心健康：向患者讲解骨肿瘤的综合治疗发展现状，帮助患者消除消极心理，树立战胜疾病的信心，保持稳定的情绪，积极地面对现实生活，促进身心健康。

（2）提高生存质量：向患者宣教保证营养物质摄入和增强抵抗力的重要性，合理膳食，增进营养。告诉患者合理应用镇静止痛药物，消除患者对疼痛的恐惧，引导患者从心理上、精神上、身体上的紧张中解脱出来，提高患者的生存质量。

（3）功能锻炼：根据患者情况，帮助指导患者制订行之有效、力所能及的功能锻炼，恢复和调节肢体、身体的适应能力。指导患者使用各种助行器，如拐杖、轮椅等。锻炼使用助行器的协调性、灵活性、尽快适应新的步行方式，最大限度地促进和提高患者的生活自理能力。

（4）复诊：嘱患者出院后按时到医院复诊和化疗。若发现特殊情况或病情变化时应随时复诊。

第七节　周围血管、神经损伤

一、周围血管损伤

周围血管损伤多见于战争时期，但在和平时期也屡有发生。主干血管损伤，可能导致永久性功能障碍或肢体坏死，甚至死亡。一般认为骨骼肌对缺血的耐受时限是6~8小时,神经对缺血的耐受时限是4~6小时,皮肤对缺血的耐受时限是12~24小时,尤其在肌肉较多部位,容易发生肌肉缺血、肿胀、坏死。尽可能将缺血时间缩短为6~8小时。近年来,随着诊断方法的改进和处理技能的提高,已使病死率和截肢率大为降低,并减少了肢体因缺血引起的功能障碍。

(一)病因

血管损伤的致伤因素可以分为:

1.直接损伤

直接损伤又可分:锐性损伤,如刀伤、刺伤、枪弹伤、手术及血管腔内操作等;钝性损伤,如挤压伤、挫伤、外来压迫(止血带、绷带、石膏等固定的压迫)。

2.间接损伤

间接损伤包括创伤造成的动脉强烈持续痉挛,过度伸展动作引起的血管撕裂伤,快速活动中突然减速造成的血管振荡伤。

(二)病理

由于血管壁穿孔、部分或完全断裂、缺损,使血管连续性被破坏或内、外膜损伤,最终因继发血栓形成导致管腔阻塞。

(三)临床表现和诊断要点

1.临床表现

在主干动、静脉行程中任何部位的穿通伤、严重的骨折以及关节脱位等创伤时,均应疑有血管损伤的可能性。若有伤口大量出血、肢体明显肿胀、远端动脉搏动消失或有搏动性出血、进行性搏动性血肿等为动脉损伤;若自伤口深部持续涌出暗红色血液,出现缓慢增大的非搏动性血肿等为静脉损伤。

2.超声波血流监测

在创伤的远侧部位可以监听或记录远端动脉信号。

3.血管造影

可明确血管损伤部位和范围,为选择手术的方式提供依据。

4.术中检查

主要在于辨认血管壁损伤的程度和范围。

(四)治疗原则

急救止血、抗休克、预防感染、手术、抗凝解痉治疗,是血管损伤治疗的基本原则。

1.急救止血

伤口垫以纱布,局部加压包扎止血;创伤近端用止血带或气囊止血带压迫止血,必须注意记录时间;损伤血管暴露于伤口时可用血管钳钳夹止血。

2.输血输液

这是防治休克最主要的措施,也是手术中维持血容量的必要方法。

3.预防感染

在抢救休克的同时,给予有效足量的抗生素。

4.手术处理

手术的基本原则包括:止血清创,处理损伤血管。积极争取修复,不能修复者可先结扎损伤的血管。损伤血管重建的方法有侧壁缝合术、补片移植术、端-端吻合术、血管移植术。

5.抗凝药物的使用

为了防止血管痉挛及血栓的发生,保持吻接血管的通畅,术后应及时应用抗凝、解痉药物。

二、周围神经损伤

(一)解剖概要

周围神经分为脑神经、脊神经和自主神经,遍及全身皮肤、黏膜、肌肉、骨关节、血管及内脏等。它是神经元的细胞突起,又称神经纤维,由轴索、髓鞘和施万鞘组成。轴索构成神经纤维的中轴,内含有微丝、微管、线粒体和非颗粒性内质网组成的轴浆,功能是神经元和神经终末结构之间神经冲动的传导。髓鞘由髓磷脂和蛋白组成,包在轴索外,呈若干节断,中断部称郎飞结,具有防止兴奋扩散作用。施万鞘由施万细胞组成,是神经再生的通道。

(二)病因

1.挤压伤

其损伤程度与挤压力的大小、速度、神经受压范围等因素有关。轻者仅引起神经暂时性传导障碍;重者可压断神经,引起神经远段沃勒变性。根据压伤因素不同,分为外源性与内源性两种。前者是体外挤压因素致伤,后者是体内的组织压伤。

2.牵拉伤

牵拉伤多见于交通事故,如离心力牵拉肢体引起神经撕裂伤。轻者可以拉断神经干内的神经束和血管,使神经干内出血,最后瘢痕化;重者可完全撕断神经干或从神经根部撕脱,治疗比较困难。

3.切割伤

神经可单独或与周围组织如肌腱血管等同时被切断。但切割伤的损伤范围比较局限,手术治疗的预后比较好。

4.摩擦伤

神经绕过骨突、神经沟可引起慢性摩擦伤。表现为神经外膜增厚或神经变细,日久可导致瘢痕形成。肘外翻引起的尺神经损伤属此种类型。

5.弹片伤

高速度子弹穿过肢体时可直接切断神经,亦可通过震荡或挤压,使弹道旁的神经广泛损伤。加上弹道容易感染,延长治疗时间,影响预后。

(三)临床表现和检查

1.运动功能障碍

神经损伤,其所支配的肌肉呈迟缓性瘫痪,主动运动、肌张力和反射均消失。由于关节活动的肌力平衡失调,出现一些特殊的畸形,如桡神经肘上损伤的垂腕畸形、尺神经腕上损伤的爪形畸形手等。随时间延长,肌肉逐渐发生萎缩。

2.感觉功能障碍

皮肤感觉包括触觉、痛觉、温度觉。神经完全离断伤,其所支配区域的皮肤感觉均消失。神经部分损伤,则感觉障碍表现为减退、过敏或异常感觉。

3.神经营养性改变

即自主神经功能障碍的表现,神经损伤立即出现血管扩张、汗腺停止分泌,表现为皮肤潮红、皮温增高、干燥无汗等。晚期因血管收缩而表现为苍白、皮温降低,自觉寒冷,皮纹变浅,触之光滑。还有指甲增厚,出现纵嵴,生长缓慢,弯曲等。

4.叩击试验(Tinel 征)

Tinel 征既可帮助判断神经损伤的部位,亦可检查神经修复后,再生神经纤维的生长情况。即按压或叩击神经干,局部出现针刺性疼痛,并有麻痛感向该神经支配区放射为阳性,表示为神经损伤部位。或从神经修复处远端沿神经干叩击,Tinel 征阳性则是神经恢复的表现。

5.神经电生理检查

肌电图检查和诱发电位检查对于判断神经损伤的部位和程度以及帮助观察损伤神经再生及恢复情况有重要价值。

（四）治疗原则

神经损伤的治疗原则是尽可能早期恢复神经的连续性。

1.闭合性损伤

大部分闭合性神经损伤属于神经传导功能障碍和神经轴索断裂,多能自行恢复。观察时间一般不超过3个月,最好每月做一次电生理检测,如连续两次无进步可手术治疗。观察期间应进行必要的药物和物理治疗及适当的功能锻炼,防止肌肉萎缩、关节僵硬和肢体畸形。

2.开放性损伤

切割伤,切口整齐且较清洁,神经断端良好而无神经缺损,行一期神经缝合。碾压伤和撕脱伤致神经缺损而不能缝合,可先将两神经断端与周围组织固定,以防神经回缩,待行二期神经修复。火器伤,受高速震荡,神经损伤范围和程度不易确定,不宜行一期处理。

未行一期缝合的神经离断伤,在伤口愈合后3～4周即应手术。伤口感染者,在愈合后2～3个月进行。开放性损伤,神经连续性存在,神经大部分功能或重要功能丧失,伤后2～3个月无明显再生征象者,应立即手术探查。

神经损伤的修复方法:神经缝合法、神经移植术、神经松解术、神经移位术、神经植入术。

三、护理

（一）护理评估

1.术前评估

(1)健康史:了解患者受伤的时间,创伤的性质、部位和程度,现场急救情况,有无休克及合并其他脏器损伤的程度。了解既往史。

(2)症状和体征:检查伤口范围、深度、软组织损伤程度、有无骨折。评估损伤肢体末梢的颜色、温度、感觉、运动。血管损伤部位相应动脉的搏动情况,损伤神经感觉运动的支配情况。

2.术后评估

(1)了解手术过程、麻醉方式和手术方法,外固定是否有效。

(2)术后局部血循环状况及肢体感觉、运动功能。

(3)患者及家属对预后认知状况和功能锻炼的了解程度。

3.护理诊断/问题

(1)组织灌注量改变:与周围神经血管损伤有关。

(2)躯体移动障碍:与石膏固定患肢制动有关。

(3)有失用综合征的危险:与肢体活动减少有关。

4.护理目标

(1)患肢血液循环良好。

(2)患者在病情允许的范围内最大限度进行肢体活动。

(3)能主动参与功能锻炼,关节、肌肉未出现僵硬或失用性萎缩。

5.护理要点

(1)病室准备:病室要宽敞、明亮、通风。室内空气定期消毒,可用紫外线灯照射,室内地面、墙壁可用湿式清扫,含氯喷雾剂消毒;室内备有室温计、皮肤测温计、红外线烤灯、监测设备和必要的药品,室温应保持在 23 ℃以上,同时注意患者的保暖。

(2)病情观察:密切观察生命体征和切口渗血情况,因血管修复不够完善或感染坏死,术后可发生继发出血。必须严密观察生命体征及切口渗血情况,保持引流通畅。适当应用抗生素,如发现患者切口敷料渗血较多,且引流量增大或有感染征象,应及时处理以免发生危险。

(3)卧位:患者一般应平卧,患肢抬高,高于心脏平面 10 cm,以减轻肿胀。妥善固定患肢,防止患者入睡后不自觉地移动或活动患肢。包扎不宜过紧,指(趾)末节应予外露,以便观察血运情况。

(4)严密观察患肢血液循环:主要观察患肢的皮肤色泽、皮温、毛细血管充盈时间、动脉搏动、皮肤感觉等情况,发现循环障碍,及时处理。

皮温观察术后 24 小时内患肢的温度高于健侧,24 小时后可与健侧相同或低 1~2 ℃,定时用皮温计测皮温,并与健侧的相应部位对比。如发现患肢的温度直线下降,与健侧皮温差距逐渐增大,皮肤颜色变苍白或发绀,表示患肢血液循环障碍。

血液循环观察:①患肢末端发绀,指腹膨胀、丰满、皮纹变浅或消失,温度下降,甲床毛细血管充盈时间缩短,表示静脉淤血。早期应检查皮肤缝合张力是否过大,有无皮下血肿或包扎过紧等,如有应尽快解除,并继续密切观察。为改变静脉淤血,可沿静脉血流方向作按摩,若静脉淤血无改善,应进行手术探查。②患肢末端苍白,指腹瘪陷、皮纹加深、皮温下降、动脉搏动减弱或消失,甲床毛细血管充盈时间延长,表示动脉受阻。当出现动脉受阻时,应检查伤口有无包扎过紧、皮肤缝合张力过大及血肿等影响因素。同时应给予右旋糖酐、妥拉唑啉等抗凝解痉药物,局部保温,也可采用交感神经节封闭,若经上述处理仍未见好转,应尽快手术探查。

肿胀程度的观察患肢在术后 2~5 天存在不同程度的肿胀,可根据皮肤皱纹的深浅,肢体外形及周径的变化等加以判断,如肢体严重肿胀,应迅速查找原因。如条件允许可采用高压氧、局部按摩等措施,改善微循环,防止和减轻肢体的肿胀。

防止血管痉挛,预防血栓形成。除保暖、止痛、戒烟外,保留持续臂丛或硬膜外置管,定期注入麻醉药品,既可止痛亦可保持血管扩张,防止血管痉挛,适当应用抗凝解痉药物。

(5)功能锻炼:卧床期间,注意多做深呼吸和健康肢体的活动,患肢应制动,可适当作按摩治疗以利消肿,伤口愈合后患肢应做被动活动或逐渐进行主动活动,促进肌肉功能恢复,防止肌肉萎缩、关节僵硬和肢体畸形。

6.健康教育

根据患者情况制订行之有效的功能锻炼计划并指导实施,以防止肌肉萎缩和关节僵硬的发生。对周围神经损伤的患者在感觉功能尚未完全恢复时,告知患者日常活动注意保护患肢,预防烫伤、冻伤、刺伤等意外伤害发生。指导患者定时来院复查。

第六章　肿瘤科常见病护理

第一节　肺　　癌

一、概述

20世纪初,肺癌在全世界都是罕见的肿瘤。由于工业污染、吸烟的流行,接近20世纪中叶时,肺癌的发病率和病死率先在发达国家,然后在发展中国家迅速增高。1985年起肺癌已经成为全世界最常见的恶性肿瘤,在恶性肿瘤相关死亡原因中占第1位。约87%的肺癌与吸烟相关,被动吸烟也增加了发生肺癌的危险。

二、治疗

肺癌的早期诊断不易,大多数患者在诊断时已是局部晚期或有远处转移,故整体5年生存率较低。肺癌的治疗原则是采取综合治疗,以手术治疗为主,结合放疗、化疗和分子靶向治疗。

(一)小细胞肺癌

仅有少数早期患者首选手术治疗。小细胞肺癌确诊时局限期约占1/3,广泛期约占2/3。化疗是广泛期的标准治疗,化放疗联合是局限期的标准治疗。

1.局限期小细胞肺癌的治疗

无淋巴结和远处转移,可选择外科切除(肺叶或全肺切除＋纵隔淋巴结清扫);完全切除术后,若无淋巴结转移者,辅助EP方案化疗4～6个周期,若有淋巴结转移者,进行化放疗;若术后有肿瘤残留者,同期化放疗。

2.广泛期小细胞肺癌的治疗

与非含顺铂的方案相比,含顺铂的方案能提高有效率和生存率而没有明显增加毒性。因此,含顺铂的方案被视为广泛期小细胞肺癌的一线治疗方案。

(二)非小细胞肺癌

外科切除是可切除的非小细胞肺癌最重要的治疗手段,但即使是完全性切除术后,仍有相当部分的患者最终死于肿瘤复发和转移。

1.手术治疗

(1)I期若没有手术禁忌证,应行外科切除;根据情况,可选择肺叶切除或全肺切除,所有的病例均应进行纵隔淋巴结切除以便准确分期。肺段或楔形切除范围较小的手术因术后局部复发率高,仅限于生理原因不能耐受肺叶或全肺切除者。

(2)Ⅱ期首选外科治疗,对于原发肿瘤侵犯胸壁、近端支气管者可以选择外科切除,或诱导化疗后外科切除。外科治疗是可切除的ⅢA期标准治疗,不可切除者经诱导化疗后若能完全切除者可选择手术切除。

(3)ⅢB期 T_4 为同一肺叶内有卫星结节者,预后较好,可行外科切除,术后根据病理及分期选择辅助治疗;化放疗联合治疗是 T_4 为局部侵犯者的标准治疗。

2.化疗

Ⅱ期完全切除术后行 4～6 个周期辅助化疗或联合放疗;不可切除的ⅢA 也可直接进行根治性化放疗。ⅢB 期可进行化放疗结合治疗。目前化疗是Ⅳ期非小细胞癌的主要治疗手段。转移性非小细胞肺癌的一线标准治疗是含铂类的两药联合化疗,能延长生存期,改善生活质量。

3.放疗

对有纵隔淋巴结转移的肺癌,放射治疗是主要的治疗手段,对有远处转移的肺癌,放射治疗是有效的姑息性治疗方法。在一些早期肺癌,因高龄或内科原因不能手术,或拒绝手术的患者,放射治疗可以作为一种根治性治疗手段。手术后放射治疗可用于处理阳性切缘、局部晚期 N2 或者是 T4 病例的治疗手段。三维适形、立体定向、加速超分割等技术的进展可进一步提高疗效。发生脑转移的患者行全脑放射治疗能有效缓解症状,延长生存期。

三、护理

(一)护理要点

1.术前护理

(1)做好心理护理:护士应关心、同情患者,向患者讲解手术方式及注意事项,告知患者术后呼吸锻炼排痰,帮助患者消除焦虑、恐惧心理。

(2)指导患者戒烟:吸烟使气管分泌物增加,必须戒烟2周方可手术。

(3)教会患者正确呼吸方法:指导患者行缩唇式呼吸,平卧时练习腹式呼吸,坐位或站位时练习胸式呼吸,每天2～4次,每次15～20分钟。以增加肺通气量。

(4)指导患者行有效的咳嗽、咳痰方法。频繁咳嗽、痰多者遵医嘱应用抗生素,雾化吸入治疗。

(5)加强营养:指导患者进食高热量、高蛋白质、富含维生素的饮食,以增强机体手术耐受力。

(6)术前准备:术前一天备皮,做好交叉配血,洗澡以保持皮肤清洁。指导患者练习床上排便,术前22:00后禁食,术前4～6小时禁饮。

(7)遵医嘱执行术前用药。

2.术后护理

(1)严密观察生命体征的变化。

(2)呼吸道的管理:①保持呼吸道通畅,给予氧气吸入(流量2～4 L/min)。术后第2天给予间断给氧或根据血氧饱和度监测结果,按需给氧。②协助患者有效排痰。患者取坐位或半卧位,进行5～6次深呼吸后,于深吸气末屏气,用力咳出痰液,同时指导家属双手保护伤口。③鼓励患者术后2～3天做吹水泡、吹气球运动,以促使患侧肺早期膨胀,利于呼吸功能的恢复。

(3)体位指导:①肺叶切除术后,麻醉未苏醒时采取去枕仰卧位,头偏向一侧;麻醉苏醒后应尽早改半卧位,患者头部和上身抬高30°～45°,以利膈肌下降,胸腔容量扩大,利于肺通气,便于咳嗽和胸腔液体引流;也可与侧卧位交替。但病情较重、呼吸功能差者应避免完全健侧卧位,以免压迫健侧肺,限制肺通气,从而影响有效气体交换。②一侧全肺切除术后患者取半卧位或1/4侧卧位,避免使患者完全卧于患侧或搬运患者时剧烈震动,以免使纵隔过度移位,大血管扭曲而引起休克;同时避免完全健侧卧位,以免压迫健侧肺,造成患者严重缺氧。

(4)做好皮肤护理,每1～2小时更换卧位1次,防止压疮发生。

(5)指导及早有效清理呼吸道痰液,术后第一天方可行拍背排痰,排痰机辅助排痰,防止肺不张及肺部感染发生。

(6)胸腔闭式引流的护理:①保持胸腔闭式引流瓶连接正确,将胸腔引流管与引流瓶管连接紧密,固定,防止松动拉拖。保持其通畅,防止扭曲,确保引流瓶内长管被水淹没3～4 cm。②保持引流通畅,若液面随呼吸运动而波动,表示引流良好;若液面波动消失,表示胸腔引流管不通或提示患侧肺已膨胀良好。若不通,可挤压引流管使之复通,仍然不通则立即通知医师处理。③保持引流处于无菌状态并防止气体进入胸腔,每天更换胸腔引流瓶1次。更换时注意无菌操作。先夹闭引流管再更换,以防气体进入胸腔。④术后密切观察胸腔闭式引流瓶内情况,监测生命体征,记录24小时胸腔引流量。可疑有活动性出血时,应立即夹闭胸腔引流管,通知医师给予止血、快速补液输血,必要时行二次开胸止血。⑤做好患者下床活动时的指导,指导患者下床活动时避免引流连接处脱落,防止气体进入胸腔;活动时胸腔引流瓶不要高于患者腰部,防止引流液倒吸进胸腔。外出检查或活动度大的时候应给予预防性夹管。

(7)疼痛的护理:开胸手术创面大,胸部肌肉肋骨的牵拉,会导致术后伤口疼痛感明显,而患者可能会为了避免疼痛不敢做深呼吸运动和咳嗽排痰。因此,术后48小时内给予PCA止痛泵,协助患者采取舒适体位,妥善固定引流管,避免牵拉引起疼痛,给患者创造安静、舒适的环境是非常必要的。

(8)输液的护理:严格控制输液的速度和量,防止心脏负荷过重,导致肺水肿和心力衰竭;一侧全肺切除者应控制钠盐摄入,24小时补液量控制在2 000 mL以内,速度控制在30～40滴/分。

(9)并发症的护理:当患者术后出现大面积肺不张时,会出现胸闷、发热,气管向患侧移位等表现;出现张力性气胸时表现为严重的呼吸困难,气管向健侧移位;在术后第7～9天易发生支气管胸膜瘘,护士应观察患者有无发热、刺激性咳嗽、咳脓痰等感染症状。若有发生,应立即报告医师进行处理。

(二)健康教育

(1)严格戒烟、戒酒。

(2)继续进行呼吸功能锻炼,以提高残肺功能。

(3)不要到人多的或空气污浊的公共场所去,避免呼吸道感染。

(4)少吃刺激性食物及生痰伤肺之物,如辣椒、生葱蒜、肥肉等物;多吃富含维生素A及C的食物及清肺润肺食物,如胡萝卜、蘑菇、炒杏仁、白果、核桃仁、芦笋、罗汉果、枇杷、梨等。

(5)按要求进行后续治疗,定期复诊。

第二节 胃 癌

一、概述

胃癌是位于上皮的恶性肿瘤,胃癌是我国最常见的恶性肿瘤之一,约50%以上好发于胃窦部,其次为贲门部。2/3的胃癌患者在发展中国家,其中我国占42%。

二、治疗

(一)治疗原则

早期发现,早期诊断和早期治疗是提高疗效的关键。手术治疗仍为首选方法,对中晚期胃癌积极辅以综合治疗以提高疗效。

(二)治疗方法

1.手术治疗

(1)根治性手术:根据肿块部位切除胃的全部或大部,以及大、小网膜和局域淋巴结,并重建消化道。

(2)姑息性手术:包括姑息性胃切除术、空肠造口术,短路手术如胃空肠吻合术、食管空肠吻合术等。

2.化学治疗

化学治疗是最主要的辅助治疗方法。常用的化疗途径有口服、静脉、腹膜腔、动脉插管区域灌注给药等。临床上常选用多种化疗药物联合应用以提高化疗效果,减轻化疗毒副作用。

3.其他治疗

其他治疗方法包括放疗、热疗、免疫治疗、中医中药治疗等。

三、护理

(一)护理要点

1.术前护理

(1)心理支持:缓解患者的焦虑或恐惧,以增强患者对手术治疗的信心,使其积极配合治疗和护理。

（2）营养支持护理：胃癌患者往往由于食欲缺乏、摄入不足、消耗增加和恶心呕吐等原因导致不同程度的营养不良。为了改善患者的营养状态，提高其对手术的耐受性，对能进食者应根据患者的饮食习惯给予高蛋白、高热量、高维生素、低脂肪、易消化的饮食；对不能进食者遵医嘱予以静脉输液、静脉营养支持。

（3）特殊准备：对胃癌伴有幽门梗阻者，术前 3 天起每晚用 300～500 mL 温生理盐水洗胃，以减轻胃黏膜水肿和炎症，有利于术后吻合口愈合；若癌组织侵犯大肠则要做好肠道准备：术前 3 天口服肠道不易吸收的抗生素，清洁肠道。

2.术后护理

（1）病情观察：严密观察生命体征的变化，观察伤口情况、胃肠减压及腹腔引流情况等。准确记录 24 小时出入水量。

（2）体位：全麻清醒前去枕平卧，头偏向一侧，以免呕吐时发生误吸。麻醉清醒后若血压平稳取低半卧位，有利于呼吸和循环；减少切口张力，减轻疼痛与不适；有利于腹腔渗出液集聚于盆腔，便于引流。

（3）维持有效的胃肠减压和腹腔引流，观察引流液颜色、性状及量的变化。

（4）营养支持护理：①肠外营养支持，由于禁食、胃肠减压及手术的消耗，术后需及时输液补充水、电解质和营养素，必要时输清蛋白或全血，以改善患者的营养状况促进术后恢复。②早期肠内营养支持，早期肠内营养支持可改善患者的营养状况，维护肠道屏障结构和功能，促进肠道功能恢复，增强机体的免疫功能，促进伤口和肠吻合口的愈合。一般经鼻肠管或空肠造瘘管输注实施。护理上应注意：根据患者的个体情况，制订合理的营养支持方案；保持喂养管的功能状态，妥善固定，保持通畅，每次输注营养液前后用生理盐水或温开水 20～30 mL 冲管，持续输注过程中每 4～6 小时冲管一次；控制营养液的温度、浓度、输注速度和输注量，逐步过渡；观察有无恶心、呕吐、腹痛、腹胀、腹泻及水、电解质失衡等并发症的发生。③饮食护理，术后禁饮食，肠蠕动恢复后可拔除胃管，拔管当天可饮少量水或米汤；第 2 天进半量流质，每次 50～80 mL；第 3 天进全量流质，每次 100～150 mL，若无腹痛、腹胀等不适，第 4 天可进半流质饮食；第 10～14 天可进软食。注意少量多餐，避免生、冷、硬及刺激性饮食，少食易产气食物。

（5）活动：鼓励患者早期活动，定时做深呼吸，进行有效咳嗽和排痰。一般术后第 1 天即可协助患者坐起并做轻微的床上活动，第 2 天协助下床、床边活动，应根据患者的个体差异决定活动量。

(6)并发症的观察和护理:①术后出血,胃手术后可有暗红色或咖啡色液体自胃管引出,一般24小时内不超过300 mL,并且颜色逐渐转清。若短时内从胃管或腹腔引流管内引出大量鲜红色液体,持续不止,应警惕术后出血,应及时报告医师,遵医嘱给予止血、输血等处理,必要时做好紧急术前准备。②感染,术前做好呼吸道准备,术后做好口腔护理,防止误吸,鼓励患者定时深呼吸,进行有效咳嗽和排痰等,以防止肺部感染;保持切口敷料干燥,注意无菌操作,保持尿管、腹腔引流管通畅,防止切口、腹腔及泌尿系统等部位感染。③吻合口漏或十二指肠残端破裂,密切观察生命体征和腹腔引流情况,如术后数天腹腔引流量不减、伴有黄绿色胆汁或呈脓性、带臭味,伴腹痛,体温再次上升,则应警惕其发生。及时报告医师,遵医嘱给予抗感染、纠正水电解质紊乱和酸碱平衡失调、肠内外营养支持等护理,保护好瘘口周围皮肤。④消化道梗阻,如患者在术后短期内再次出现恶心、呕吐、腹胀,甚至腹痛和停止排便排气等症状,则应警惕是否有消化道梗阻的发生,遵医嘱予以禁食、胃肠减压、输液及营养支持等治疗。⑤倾倒综合征,早期倾倒综合征多发生在进食后半小时内,多因餐后大量高渗性食物快速进入肠道致肠道内分泌细胞分泌大量肠源性血管活性物质,加上渗透作用使细胞外液大量进入肠腔,从而引起一系列血管舒缩功能的紊乱和胃肠道症状。表现为心悸、心动过速、面色苍白、出汗、头晕,胃肠道症状有腹痛、恶心、呕吐和腹泻等。对早期倾倒综合征主要是指导患者调节饮食:少量多餐;避免过浓、过甜、过咸的流质饮食;宜进低碳水化合物高蛋白饮食;进餐时限制饮水喝汤;进餐后平卧10~20分钟。一般经调节饮食后症状可减轻或消失。晚期倾倒综合征多发生在餐后2~4小时,主要因胃排空过快,含糖食物迅速进入小肠刺激胰岛素大量分泌,继而发生反应性低血糖所致,患者出现头昏、心慌、出冷汗、脉搏细弱甚至虚脱等表现。对晚期倾倒综合征主要指导患者饮食中减少碳水化合物含量,增加蛋白质比例,少量多餐。出现症状时稍进饮食尤其是糖类即可缓解。

(二)健康教育

(1)注意饮食调节:少量多餐,饮食应易消化、富含营养,避免生、冷、硬、辛辣刺激性及易胀气食物,戒烟、酒。

(2)根据医嘱定期化疗、放疗。

(3)定期复查:术后1年内每3个月复查一次,第2年每半年复查一次,以后每年复查一次。若有腹胀、腹痛、恶心呕吐等不适及时就诊。

(4)保持乐观情绪,生活规律,劳逸结合。

第三节　大　肠　癌

一、概述

大肠癌包括结肠癌及直肠癌，是消化道常见的恶性肿瘤之一。近年来发病率呈明显上升趋势。大肠癌的发病率随年龄的增加而逐步上升，发病的性别差异不大。

二、治疗

手术治疗是治疗大肠癌的主要方法，同时辅以化疗、放疗等综合治疗。

(一)手术治疗

1.根治性手术

(1)结肠癌根治术：切除范围包括癌肿所在的肠袢及其所属系膜和区域淋巴结。主要手术方式：①右半结肠切除术，切除范围包括 10～15 cm 的末端回肠、盲肠、升结肠、右半横结肠以及相应的系膜和淋巴结，回肠与横结肠切缘行端-端或端-侧吻合。手术适用于盲肠、升结肠、结肠肝曲癌。结肠肝曲癌还须切除横结肠及胃网膜右动脉组淋巴结。②横结肠切除术，切除范围包括全部结肠及其系膜、血管和淋巴结，升结肠与降结肠切缘行端端吻合。适用于横结肠癌。③左半结肠切除术，切除范围包括左半横结肠、降结肠和部分或全部乙状结肠及其系膜、血管和淋巴结，横结肠与乙状结肠或直肠行端-端吻合。适用于结肠脾曲、降结肠癌。④乙状结肠切除术，根据肿瘤位置及乙状结肠的长短调整切除范围，同时切除所属系膜及淋巴结，将结、直肠行端端吻合。适用于乙状结肠癌。

(2)直肠癌根治术：切除范围包括癌肿及其两端足够肠段、受累器官的全部或部分及周围可能被浸润的组织。主要手术方式：①局部切除术，适用于瘤体小、分化程度高、局限于黏膜或黏膜下层的早期直肠癌。②腹会阴联合直肠癌根治术（Miles 手术），主要适用于腹膜返折以下的直肠癌。切除范围包括乙状结肠下段及系膜、全部直肠及系膜、肠系膜下动脉及区域淋巴结、肛提肌、坐骨肛门窝组织、肛管与肛周 5 cm 直径的皮肤、皮下组织及全部肛门括约肌等，将乙状结肠近端在左下腹做永久性造口。③经腹直肠癌切除术（Dixon 手术），适用于癌肿下缘距齿状线 5 cm 以上的直肠癌。切除乙状结肠和大部分直肠,将乙状结肠近端和直肠行端-端吻合。近年来,由于吻合器的广泛应用,使得保留肛管括约肌的直肠癌根治术的适用范围延伸到距肛缘 5～7 cm 的直肠下段癌。④经腹直肠癌切除、近端造口、远端封闭术(Hartmann 手术),适用于无法耐受 Miles 手术或因急性肠梗阻不宜行 Dixon 手术者。

2.姑息性手术

对无法切除的晚期结肠癌,可行梗阻近、远端肠管短路手术、梗阻近端结肠造口术,以解除梗阻。对并发梗阻的晚期直肠癌患者行乙状结肠双腔造口术及对已发生远处转移的晚期癌肿患者行局部癌肿切除等。

(二)非手术治疗

非手术治疗包括化疗、放疗、中医治疗、局部介入等治疗,以及基因治疗、导向治疗和免疫治疗等。

三、护理

(一)护理要点

1.术前护理要点

(1)心理护理:指导患者及家属通过各种途径了解疾病的治疗护理进展,以提高战胜疾病的信心和勇气。对需行造口手术者可通过图片、模型、实物等向患者及家属介绍造口的目的、功能、术后可能出现的情况及应对方法,同时争取社会、家庭的积极配合,从多方面给患者以关怀和心理支持。

(2)营养支持:指导患者摄入高蛋白、高热量、高维生素、易消化的少渣饮食;遵医嘱纠正水电解质紊乱、酸碱失衡以及静脉营养支持,改善患者的营养状况,提高手术耐受力。

(3)充分的肠道准备:肠道准备的方法包括控制饮食、药物使用、清洁肠道三方面。具体措施:术前 3 天进少渣半流质饮食,术前 2 天起进流质饮食;术前3天口服肠道不易吸收抗生素;术前 2～3 天给予缓泻药物,术前晚及术晨行清洁灌肠。也可采用等渗电解质液口服行全肠道灌洗、口服甘露醇清洁肠道等方法。

(4)术前阴道冲洗:为减少女性患者术中污染、术后感染,尤其癌肿侵犯阴道后壁时,术前 3 天每晚行阴道冲洗。

(5)手术日晨留置尿管。

2.术后护理要点

(1)病情观察:严密观察生命体征的变化,观察伤口情况、胃肠减压及腹腔引流情况等。准确记录 24 小时出入水量。

（2）体位：全麻清醒前去枕平卧，头偏向一侧，以免呕吐时发生误吸。麻醉清醒后若血压平稳取半卧位，有利于呼吸和循环；减少切口张力，减轻疼痛与不适；有利于腹腔渗出液集聚于盆腔，便于引流。

（3）维持有效的胃肠减压和腹腔引流，观察引流液颜色、性状及量的变化。

（4）饮食护理：早期禁食、胃肠减压，经静脉输液及营养支持。非造口患者肛门排气、拔除胃管后开始进流质饮食，术后 1 周进少渣半流质饮食，2 周可进少渣软食；造口患者造口开放后进食易消化的饮食，注意饮食的清洁卫生，避免可产生刺激性气味或胀气的食物及可致便秘的食物。

（5）保持会阴部清洁：对会阴部切口，可于术后 4～7 天行 0.02％高锰酸钾液温水坐浴。

（6）做好留置尿管的护理。

（7）肠造口的护理：①帮助患者正视并参与造口护理，关心和理解患者，通过交流、沟通、提供支持和帮助等方法使其排解不良情绪，以积极的态度面对造口。正确引导患者，使其逐步获得独立护理造口的能力，以逐渐恢复正常生活、参加适量的运动和社交活动。②加强对造口的观察和护理，观察造口肠黏膜的色泽、造口有无回缩、出血或坏死等；及时清理造口分泌物及渗液，保护好造口周围皮肤，根据造口情况使用造口护肤粉、皮肤保护膜、防漏膏等，防止造口周围皮炎发生；在造口拆线、愈合后，定时扩张造口，防止造口狭窄；指导患者正确使用造口袋：根据患者病情及造口情况选择适宜的造口袋，术后早期宜选用透明的造口袋，便于观察造口情况，指导患者及家属造口袋的安放、清洁和更换的方法。

（二）健康教育

（1）定期进行体格检查，积极预防和治疗结直肠的各种慢性炎症及癌前病变。

（2）定期来院复查，根据医嘱定期化疗、放疗。

（3）保持心情舒畅，生活规律，劳逸结合。避免自我封闭，尽可能融入正常的生活、工作和社交活动中。

（4）肠造口患者避免穿紧身衣裤，以免摩擦和压迫造口；饮食上避免易产气、易产生异味、易引起腹泻和便秘的食物，进食粗纤维食物应适量，可根据大便情况调整；定期扩张造口，防止造口狭窄；若有不适，及时来院就诊。

第四节 肝 癌

一、概述

原发性肝癌是指肝细胞或肝内胆管细胞发生的癌,是我国常见的恶性肿瘤之一,高发于东南沿海地区,其中江苏启东和广西扶绥的发病率最高。我国肝癌患者的中位年龄为 40~50 岁,男女之比为(2~5):1。其病死率在消化系统恶性肿瘤中列第 3 位,仅次于胃癌和食管癌;在部分地区的农村中则占第 2 位,仅次于胃癌。我国每年死于肝癌约 11 万人,占全世界肝癌死亡人数的 45%。近年来其发病率有增高的趋势。

二、治疗

(一)治疗原则

早期治疗是改善肝癌预后的最主要因素。早期肝癌应尽量采取手术切除,对不能切除的大肝癌亦可采用多模式的综合治疗。

(二)治疗方法

1.手术治疗

(1)肝切除术:肝癌的治疗仍以手术切除为首选,早期切除是提高生存率的关键,肿瘤越小,5 年生存率越高。手术适应证:诊断明确,估计病变局限于一叶或半肝者;无明显黄疸、腹水、远处转移及全身衰竭者;肝功能代偿尚好,凝血酶时间不低于 50%者;心、肝、肾功能耐受者。肝功能正常者,肝切除量不超过70%;中度肝硬化者,肝切除量不超过 50%,或仅能作左半肝切除;严重肝硬化者不能做肝叶切除。手术和病理证实约 80%以上肝癌合并肝硬化,公认以局部切除代替规则性肝叶切除的远期效果相同,而术后肝功能紊乱减轻,手术病死率亦降低。由于根治切除仍有相当高的复发率,故术后宜定期复查甲胎蛋白及超声显像以监测有无复发。

(2)根治性切除术后复发肝癌的外科治疗:若一般情况良好、肝功能正常、病灶局限,可实施再次切除。

(3)肝移植术:小肝癌是肝移植的适应证,但由于肝癌易复发,一般不做首选。

(4)综合性外科治疗:对于较大肿瘤或散在分布或靠近大血管区,或合并肝硬化而无法切除者,可采用综合性治疗。方法有肝动脉结扎和(或)肝动脉插管化疗、冷冻、激光治疗、微波治疗,术中肝动脉栓塞治疗或无水乙醇瘤内注射等,有时可使肿瘤缩小,血清甲胎蛋白下降,为手术切除提供机会。

2.其他治疗

其他治疗方法还有放疗、化疗、免疫治疗及中药治疗。

三、护理

(一)护理要点

1.术前护理

(1)注意观察病情的突然变化:在术前护理过程中,患者可能发生多种危重并发症,如癌肿破裂出血时,患者表现为突发腹痛,并伴有腹膜刺激征及内出血表现;部分患者可发生上消化道大出血、肝性脑病等;少数患者亦可因胆道出血而表现出上消化道出血症状。如果出现了上述情况应及时通知医师,并配合医师积极抢救患者。

(2)肝癌破裂出血护理:原发性肝癌破裂出血,是肝癌患者的一种严重而致命的常见并发症,发生率为 $5.5\%\sim19.8\%$,也是肝癌患者的主要死亡原因之一,占肝癌死因的 $9\%\sim10\%$,在肝癌死亡原因中占第 4 位。由于发病突然、急剧,且常伴休克,故其治疗困难,预后较差,如不积极救治,多数患者迅速死亡。在医疗护理过程中,告诫患者应尽量避免致肿瘤破裂的诱因,如剧烈咳嗽、用力排便等致腹内压骤升的动作。加强腹部体征的观察,如患者突然诉腹痛,并有腹膜刺激征及休克表现,应及时通知医师,并配合医师积极抢救患者,同时做好急诊手术的准备。

(3)心理护理:肝癌对于患者及其家庭都是沉重的打击,再加上表现较重的疼痛、发热、黄疸、营养不良,或由于对治疗方案及手术预后的顾虑,患者常有复杂的心理状态,如焦虑、恐惧或绝望。在做好对症护理以减轻患者痛苦的同时,应对患者多加体贴及安慰,适当介绍有关治疗方法、意义及其预后,树立战胜疾病的信心。同时要注意医疗保护制度,理解患者及家属的感受,争取得到患者、家庭和社会的良好配合。

(4)改善肝功能及全身营养状况:原发性肝癌的患者宜采用高蛋白、高热量、高维生素的饮食,注意休息并积极纠正营养不良、贫血、低蛋白血症及凝血功能障碍,采取有效保肝措施。

(5)防治感染:肝脏手术前2天使用抗生素,以预防手术前后感染发生。对其他肝疾病合并感染时,要及时给予大量有效抗生素,合理安排给药时间,正确选择给药方法及途径,注意药物的不良反应,避免使用对肝脏有害的药物。

(6)肠道准备:对拟行广泛肝组织切除术或肝血管结扎术、栓塞术者,尤其是合并肝硬化者,为抑制其肠道内细菌、清除肠道内粪便、减轻术后腹胀及血氨来源、防止肝性脑病等并发症发生,术前3天应口服卡那霉素1 g,2～3次/天或链霉素1 g,2～3次/天,手术前晚清洁灌肠。

(7)其他术前准备:肝手术前一般需放置胃管、留置尿管。广泛肝切除手术中及手术后输血量可能较大,术前应备足血液,以新鲜血为佳,避免术中输入大量库存血而引起凝血障碍。

2.术后护理

(1)严密观察病情变化:肝脏手术后,特别是广泛性肝叶切除后易发生诸多并发症,其病死率甚高。并发症:①腹腔内出血,因凝血机制障碍或肝叶切除后肝断面的血管出血引起;②胃肠出血,肝癌多有肝硬化,术后因诱发门静脉高压食管曲张静脉破裂,或应激性溃疡引起;③肝功能衰竭或肝性脑病;④腹水,因肝功能不良、低蛋白血症所致;⑤胆汁渗漏,为肝断面组织坏死或小胆管结扎线脱落所致,可引起胆汁性腹膜炎;⑥腹腔感染:因腹腔渗血渗液引流不畅所致;⑦胸腔积液,与低蛋白血症和膈下感染有关。术后必须严密观察生命体征、出血症状、意识变化、黄疸、腹水、尿量情况,腹部和胸部症状及体征,各种引流管的引流情况,监测血、尿常规,电解质及酸碱平衡指标,肝肾功能指标的变化,必要时还应进行超声波、X线等特殊检查。如发现异常时,应当及时与医师联系,认真做好相应治疗护理工作。

(2)体位及活动:病情平稳后宜取半卧位。肝手术后一般不宜过早下床活动,尤其是肝叶切除术后过早活动易致肝断面出血。但可卧床活动,鼓励深呼吸及咳嗽,防止肺炎、肺不张等并发症发生。

(3)饮食与输液:术后禁饮食,行胃肠减压,同时输液支持,保持水、电解质及酸碱平衡。胃肠功能恢复后给流食,以后酌情改半流食、普通饮食。对广泛肝叶切除术后,也可使用要素饮食或静脉高营养支持,但时间不宜过长。

(4)继续采取保肝措施:方法同术前护理。但广泛性肝叶切除或肝血管血流阻断术后应间歇性吸氧2～4天;术后2周内静脉输入适量血浆、人体清蛋白、支链氨基酸等;也可少量多次输入新鲜血浆,对促进肝功能恢复有重要作用。

(5)继续使用抗生素:防治肝创面、腹腔及胸部等各种术后感染。

(6)引流管护理:肝手术后可能使用多种引流,应保持各种引流管通畅,妥善固定,详细观察并记录引流物的颜色、性状及量的变化。每天更换引流袋,注意无菌操作。肝切除部位或膈下引流常用双套管闭式负压吸引装置,应保持有效负压吸引。有T管引流者,见胆道外科术后T管护理。肝叶切除术后肝周的引流管一般放置3～5天,渗液明显减少时应及时拔除引流管。

(7)术后并发症的护理如下。

腹腔出血:多发生于术后24小时内,肝切除术后腹腔出血包括肝创面出血和其他创面出血,是肝癌术后的主要并发症。若发现活动性出血时必须及时止血。护理要点:①术后48小时应给予心电监护,0.5～1小时测血压、脉搏1次,专人护理。严密观察腹腔内出血、伤口渗血、尿量、腹胀等。②保持腹腔引流管的通畅,避免受压、折叠、扭曲。③术后3天内应严密观察并记录腹腔引流液量和颜色的变化,每小时引流量超过200 mL且引流管温暖或者8小时超过400 mL以上,应及时报告医师处理。④大量输血时,避免快速输入库存血,以免心脏突然降温引起心室颤动;严格掌握输血量,库存血和新鲜血间隔输入,输血量在1 000 mL以上时,可加用10%葡萄糖酸钙10 mL静脉注射。

上消化道出血:常在术后5～14天发生,多为胃、十二指肠应激性溃疡所致。护理要点:①保持胃肠减压管通畅,观察记录胃液颜色、性质和量的变化;②严密观察生命体征及黑便情况,如有血压下降、心率加快、柏油样便等症状应及时通知医师,并做好紧急处理的准备。

肝功能衰竭:这是肝叶切除术后主要并发症和死亡原因,多见于术前存在慢性活动性肝炎或中度以上肝硬化的患者。护理要点:①密切观察患者神经精神症状、黄疸情况及肝功能的变化。及早发现肝性脑病先兆,如表情淡漠、烦躁不安、多语、嗜睡等。动态监测肝功能各项指标的变化。②术后持续面罩给氧(流量为4～5 L/min)3～4天。③继续加强保肝治疗。3～5天内每天给予静脉滴注清蛋白10 g。慎用镇静剂、安眠药及对肝脏有损害的药物。④准确记录24小时出入量,有肝衰竭先兆表现者,应注意血氨的测定,及时采取措施并做好安全防护。⑤保持大便通畅,避免便秘,对术后3天仍未排便者,应给予白醋灌肠。

胆瘘:胆瘘是肝叶切除后常见并发症之一,主要因为术中肝切缘结扎不彻底或部分肝组织坏死致胆管暴露等原因引起。护理要点:①观察腹部体征的变化,注意有无腹膜刺激征,如发现腹腔引流液浑浊而黏稠,应及时送检,检测引流液胆红素值;②严密观察腹腔引流胆汁的量、色,保持引流通畅,准确记录引流量;③遵医嘱加强抗感染及全身支持治疗。

术后感染的预防与护理：膈下积液及脓肿是肝叶切除术后的一种严重并发症。护理要点：①做好患者的心理护理，解除他们的恐惧心理，使他们积极配合治疗和护理；②术前控制原有呼吸道炎症，指导患者行深呼吸运动锻炼，严格戒烟；③术后协助翻身，轻叩背部，鼓励及指导患者有效咳嗽，每天给予雾化吸入2～4次，以利于及时清除呼吸道分泌物；④对置有导尿管者，每天清洁尿道口2次，每天更换尿袋，或使用抗反流尿袋，防止泌尿道逆行感染；⑤加强全身支持、抗感染治疗；⑥确保膈下引流通畅有效，注意观察引流液的性状，观察有无膈下感染的症状，如右上腹或右季肋区疼痛、体温升高、白细胞计数升高、呃逆等；⑦严格执行无菌操作，同时做好消毒隔离，避免医源性感染。

(二)健康教育

(1)建立合理的起居制度，养成良好的生活习惯。不任意扰乱生物钟，适度地进行活动。

(2)加强休息，避免重体力活动，适当锻炼，如打太极拳、练气功，以增强体质。在代偿功能减退并发感染的情况下必须严格卧床休息，以减轻肝脏的负担。

(3)饮食的调护，特别是术后康复期和化疗过程中一定要注意饮食调护，以利于康复。进高热量、高蛋白、高维生素、低脂肪饮食，有水肿者不可食咸肉、泡菜，有肝硬化者禁食硬、热、刺激性食物。禁烟、酒、辛辣、厚腻、生冷、霉变食物。

(4)遵医嘱按时给药，以改善肝脏功能，促进肝细胞再生，增强肝脏的解毒能力。在医务人员的指导下继续服抗癌药物，不擅自增加或减少药物剂量，避免引起不良反应，并定期复查血常规。

(5)指导患者自我护理和自我观察，嘱患者及家属注意有无水肿、体重减轻、出血倾向、黄疸和疲倦等症状，必要时及时就诊。

(6)定期复查 B 超或甲胎蛋白、肝功能等，观察有无肝癌的转移情况。

第五节 宫 颈 癌

一、概述

在全球妇女中，宫颈癌是仅次于乳腺癌的女性最常见恶性肿瘤。全世界每年约有 25 万女性死于宫颈癌。我国每年新发现的病例为 13.15 万，其发病率也有明显的地区差异,总的趋势是农村高于城市、山区高于平原。患者年龄分布呈双峰状,35～39 岁和 60～64 岁;平均年龄 52.2 岁,近来有年轻化的趋势。由于宫颈癌有较长的癌前病变阶段,近 40 年来国内外广泛开展的宫颈细胞学筛查,使宫颈癌得以早发现、早治疗,从而提高了生存率、降低了发病率和病死率。

二、治疗

(一)治疗原则

主要采用手术和放疗为主,化疗为辅的综合治疗方案。一切要根据临床分期、病理类型、患者年龄、生育要求、全身情况、医疗水平及设备条件等综合考虑制订适当的个体化的治疗方案。

(二)治疗方法

1.手术治疗

手术治疗是早期宫颈癌的主要治疗方法之一。适合Ⅰa～Ⅱa早期患者,无手术禁忌证,年龄不限,需根据情况选择适当的手术方式,包括全子宫切除或广泛子宫切除及盆腔淋巴结清扫术。腹腔镜广泛子宫切除及盆腔淋巴结清扫术作为治疗妇科恶性肿瘤的一种全新的手术方式,因其具有创伤小、出血少、术后恢复快等优点,正逐步在临床开展应用,它代表了妇科恶性肿瘤微创治疗的发展趋势。

2.其他

综合治疗的手段还有放疗和化疗。早期病例以腔内放疗为主,体外照射为辅。晚期则以体外照射为主,腔内放疗为辅。化疗主要用于手术和放疗的辅助治疗和晚期或复发转移的病例。化疗途径可采用动脉灌注化疗、介入治疗和全身用药等方法。

三、护理

(一)术前护理要点

(1)稳定患者情绪,热情关心患者,多与其交谈,积极运用沟通技巧拉近护患之间的距离,取得患者的信任,以解除其紧张、恐惧的心理。

(2)耐心与患者讨论各种诊疗方案,讲解此病的相关知识,手术的必要性和安全性,解除患者的疑虑,使其能够采取积极的态度配合并接受诊治过程。指导患者完善各项术前检查,加强营养。

(3)阴道准备:术前 3 天开始,每天用 0.5% 活力碘行阴道擦洗,每天 1 次,共 3 次。

(4)术前一天遵医嘱做药物过敏试验,检查交叉配血情况。

(5)观察患者生命体征是否正常,对于老年患者,应训练其术后翻身、活动、有效咳嗽等。

(6)消化道准备:术前3天开始进半流质饮食,必要时口服肠道抗菌药。术前一天开始进流质,如牛奶、果汁,并口服缓泻剂,要保证患者排便在3次以上。晚8点后禁食,晚10点禁饮。根据情况在手术前一天晚上和术晨行普通灌肠或清洁灌肠。为了保证患者睡眠,在手术前晚给予口服镇静药。

(7)皮肤准备:术前一天进行皮肤准备,腹部手术备皮范围上自剑突下,两侧至腋中线,下至阴阜和大腿上1/3处。若经腹腔镜手术,要特别注意脐部的清洁,先用棉签蘸取液状石蜡湿润脐孔,3～5分钟后用干棉签将脐孔内污垢擦净,再用清水清洗干净并擦干。

(8)手术日准备:根据手术方式执行术前准备。阴道擦洗、1%的甲紫溶液涂抹宫颈、阴道填塞纱条、留置导尿管。术前半小时给予基础麻醉药物,以缓解患者紧张情绪,减少涎腺体分泌。指导患者取下义齿、首饰及贵重物品交家属保管;并再次核对患者床号、姓名、腕带,准备好病历、腹带、止血药等必需物品带至手术室。

(二)术后护理要点

(1)患者回室,给予去枕平卧位,头偏向一侧。

(2)床边交接班,向麻醉师了解术中情况,并测量患者生命体征,检查静脉输液、各引流管道是否通畅;腹部伤口有无渗血,阴道有无出血;尿色和患者的镇痛方式等,并记录于护理记录单上。伤口加压沙袋,包扎腹带,也可达到止血的目的,沙袋一般于术后6小时去除,严密观察伤口敷料有无渗出,准确判断出血量,及时更换敷料。

(3)术后严密观测生命体征变化,每30分钟观察生命体征一次并记录,血压平稳者连续测量6次后改为4小时一次,发现异常,及时通知医师立即采取相应措施。术后连续3天,每天测量生命体征4次,正常3天者,可改为每天1次。另对患者主诉疼痛给予反应,遵医嘱采取相应措施,给予止痛药或其他止痛措施。

(4)术后吸入3～4 L/min氧气,以纠正因全麻引起的低氧血症。若腹腔镜手术可适当延长给氧时间,可有效缓解因高碳酸血症引起的肩背部疼痛。

(5)保持引流管通畅,妥善固定好引流管,留有一定的长度,以防患者翻身或活动时牵拉移位。严密观察引流液的量、性质、色泽,及时记录引流量,准确判断拔管指征,引流管一般于术后48～72小时可拔除。

(6)患者如果有恶心呕吐,应遵医嘱给予止吐剂以减轻其相应症状。

(7)术后6小时,为患者取下沙袋,协助患者翻身,给予腹带捆绑伤口,以减轻伤口张力,减轻翻身时的疼痛。指导患者自行翻身,促进血液的循环及肠蠕动,预防长期卧床并发症的发生。术后1~2天可下床适当活动,避免血栓和压疮的形成。

(8)由于宫颈癌根治术手术范围广、创面达,涉及盆腔诸多脏器,术后可出现不同程度的膀胱逼尿肌功能性障碍,以致排尿困难,形成尿潴留,为防止发展成为顽固性尿潴留,可以采取以下措施:①留置导尿,术后保持长期开放导尿管7~14天,拔管前3天开始夹管,定时开放,机械性地充盈、排空以刺激膀胱,拔除导尿管,患者自行解小便后,测残余尿,若残余尿>100 mL,需重新上导尿管;②遵医嘱给予恢复膀胱功能的药物和营养神经的药物治疗;③可指导患者自行锻炼盆底肌肉、蒸汽熏蒸外阴和配合妇科微波理疗仪的使用;④预防感染,置管期间每天用0.5%的活力碘行会阴擦洗,每天2次,并更换尿袋一次,指导患者多饮水,每天2 000 mL以上,促进尿液生成,达到自身冲洗尿道的目的,以预防泌尿系统的感染;⑤对那些顽固性尿潴留、精神高度紧张的患者,应注重心理护理,因为尿潴留时间越长,患者对自行排尿的自信心也日益减弱,因此,要及时了解患者的心理,耐心解释,使其正确认识疾病、解除思想顾虑、调整好个人心态,积极配合治疗及护理。

(9)为防止伤口感染,遵医嘱使用抗生素及止血药物,并保持伤口敷料干燥,有渗出及时通知医师更换伤口敷料。

(10)一般在术后6小时可进少量温开水,次日进少量流质饮食,如米汤、菜汤、鱼汤等,禁甜食。等肛门排气后,逐渐过渡到半流质和普通食物,应以高蛋白质、高热量、清淡易消化的饮食为主;同时也应该多吃新鲜蔬菜及水果,可起到增进胃肠活动、保持大便通畅的作用。而老年患者肠蠕动恢复慢,应适当延长吃流质、半流质食物的时间,以利于消化。

(三)健康教育

(1)普及防癌知识,开展性卫生教育,提倡晚婚和少育,推迟性生活的开始年龄,减少生育次数,减少并杜绝多个性伴侣,均可降低宫颈癌的发病机会。

(2)对有性生活史的女性应定期开展宫颈癌的普查普治,每年至少一次,做到早期发现和诊治,有效防止宫颈癌的发生。

(3)积极治疗性疾病传播疾病和中重度宫颈糜烂,排除宫颈癌的高危因素,阻止宫颈癌的发生。

(4)男方有包茎或包皮过长者,应注意局部清洗,最好做包皮环切术,这样不仅能减少妻子患子宫颈癌的危险,也能预防自身阴茎癌的发生。

(5)术后患者应注意营养和休息。循序渐进地进行活动,劳逸结合,避免重体力劳动和盆浴3个月,饮食以高蛋白、高热量、高维生素、清淡易消化食物为主。

(6)术后要注意保持会阴部清洁,勤换内衣裤,防止感染。

(7)术后性生活应根据复查后阴道残端愈合情况而定。

(8)出院后要定时随访,术后的前2年,每3个月复查一次;3~5年内每半年复查一次;第6年开始每年复查一次。随访的内容包括盆腔检查、胸部X线摄片、阴道刮片细胞学检查和血常规等。

第六节　子宫内膜癌

一、概述

子宫内膜癌在女性生殖系统恶性肿瘤中仅次于宫颈癌居第2位,约占女性所有恶性肿瘤的7%,占女性生殖系统恶性肿瘤的20%~30%,其平均发病年龄为50~60岁,70%发生于绝经后,25%发生在围绝经期,40岁以下少见。

二、治疗

一般采用手术治疗、放射治疗及药物治疗,单用或综合应用。

(一)手术治疗

手术治疗是治疗子宫内膜癌的主要方法。术中应仔细全腹探查并行腹水或腹腔灌洗液细胞学检查。对Ⅰ期癌患者应行筋膜外全子宫切除及双侧附件切除术,具有以下情况之一者,应行盆腔及腹主动脉旁淋巴结清扫术:

(1)低分化宫内膜样癌。

(2)浆液性癌、透明细胞癌、鳞形细胞癌或G_3的内膜样腺癌。

(3)肿瘤侵犯肌层深度>1/2。

(4)肿瘤直径>2 cm。

对Ⅱ期癌,应行广泛性子宫切除及双附件切除术,同时行盆腔及腹主动脉旁淋巴结清扫术。对Ⅲ、Ⅳ期癌,也应尽量手术,切除子宫及双附件,并尽可能切除转移瘤,缩小肿瘤体积。

(二)手术加放射治疗

对Ⅱ期癌,如患者年龄大、肥胖或有内科并发症不适合行广泛性子宫切除者,可先行腔内或体外照射,放疗结束 4～6 周内行子宫及双附件切除术。对术后证实肿瘤累及颈管、有深肌层浸润、淋巴结转移、组织分化不良、腺鳞癌或透明细胞癌、Ⅱ、Ⅲ和Ⅳ期患者应加放射治疗以补充手术治疗的不足,消灭残存病灶,降低肿瘤复发率。

(三)孕激素治疗

手术后有残余癌、复发癌或转移癌;未能手术切除或年轻、早期、要求保留生育功能者,均可应用孕激素治疗。常用的药物有己酸孕酮、醋酸甲羟孕酮及甲地孕酮。一般用较大的负荷量数周,以后逐渐减至维持量,维持 1～2 年。

(四)抗雌激素制剂治疗

他莫昔芬 10～20 mg,每天口服 2 次,长期或分疗程应用。他莫昔芬有促使孕激素受体水平升高的作用,不良反应有潮热、畏寒、急躁等类似围绝经期综合征的表现;骨髓抑制表现为白细胞、血小板计数下降;其他不良反应可有头晕、恶心、呕吐、不规则阴道少量流血、闭经等。

(五)化学治疗

抗癌药物对子宫内膜癌疗效尚不确定,主要用于不能手术和治疗后复发以及有高危因素患者的辅助治疗。可用的药物有顺铂、环磷酰胺、多柔比星、紫杉醇等。

三、护理

(一)术前护理要点

一般手术准备内容与外科腹部手术相同。子宫内膜癌患者有其特殊的方面,因此,要求护士提供专业的指导,使患者术前保持良好的身心状态。

1.心理支持

当确定患者有手术必要时,已开始了术前的心理准备。妇女因承担母亲、妻子的角色,感情细腻,情绪波动大,担心住院会使其改变生活习惯,对病情、手术缺乏了解,担心手术会引起疼痛,恐惧手术有危险。一些妇女错误地认为子宫或附件的切除,会引起早衰,影响女性特征和夫妻关系等。因此,手术对患者和家属会造成很大的精神压力。针对这些情况,护士应耐心解答患者的提问,为其提供相关的资料,使患者相信,她将会得到最好的治疗和护理。在工作中,重视调动患者及家属的积极性,主动参与改善自身身心状态,为手术做好准备。要尽量采用非技术性语言使患者能听得懂,帮助患者减轻对疾病及手术的焦虑及恐惧,建立信心,能主动配合治疗和护理。

2.术前指导

妇科手术前需对患者进行全面评估,提供针对性指导,全面了解患者的感受和问题。

(1)术前必须使患者了解术后的情况:应告诫患者,手术治疗是首选的治疗方法,只要患者全身情况能耐受,无手术禁忌证,均应作腹腔探查。如子宫切除者术后不再有月经,卵巢切除会出现停经、潮热、阴道分泌物减少等症状,术后应在医师指导下接受治疗。

(2)协助医师做好术前并发症的处理,纠正存在的病理状况。例如贫血、营养不良、低蛋白血症等。指导患者学会预防术后并发症的方法,如深呼吸、咳嗽、翻身、收缩和放松四肢肌肉的运动等。要求患者在指导下练习,直至能独立完成。老年患者组织器官修复能力降低,耐受性差,术前应全面评估,进行必要的治疗,为手术创造条件。

(3)术前介绍:用通俗易懂的语言向患者介绍手术名称、涉及范围、手术过程、麻醉方法等。说明术前灌肠、备皮、禁食、留置导尿管、静脉滴注及用药的必要性以及术后腹腔引流管,早期活动等对预防术后并发症、促进康复的作用。

(4)术前饮食指导:安排合理的食谱,指导患者摄取高蛋白、高热量、高维生素及低脂饮食。保证患者术前有较好的营养状况,以利术后的康复。

3.手术前一天护理

护士认真核对医嘱,开始术前准备工作。

(1)备皮:进行手术区常规剃毛备皮,备皮完毕用温水洗净拭干。如行全子宫切除术者,同时做阴道准备,用0.5%活力碘液冲洗阴道,以清洁阴道穹隆部。

(2)消化道准备:按医嘱口服抗生素。手术前一天及术晨各用等渗盐水作清洁灌肠,术前8小时禁食,4小时禁水,以减少术中因牵拉而引起的恶心、呕吐反应。术前充分的肠道准备,可使术后肠道得到休息,促进肠功能的早期恢复。

(3)镇静剂:为减轻患者的焦虑、紧张情绪,遵医嘱给予适量地西泮或中药养血安神剂煎汤服用,以保证患者有充足的睡眠。夜间加强巡视,注意动作轻巧,避免影响患者休息。

(4)完善术前准备:按常规测量体温、脉搏、呼吸、血压,核对药物敏感试验结果,各类化验室化验结果,交叉配血等情况,必要时与血库联系,保证术中血源供给。协助患者沐浴,剪指(趾)甲,更衣等。确保患者术前处于最佳的身心状态。

4.手术日护理

护士认真检查患者的生命体征,询问患者的感受,发现异常,及时通知医师,必要时更改手术时间。术日晨,取下患者的活动义齿、发夹、首饰及贵重物品,交家属保管。根据医嘱留置导尿管,保持引流通畅。拟行全子宫切除者行阴道常规冲洗后用0.5%活力碘棉球消毒宫颈口,擦干。术前30分钟,遵医嘱给予苯巴比妥和阿托品,以缓解患者的紧张情绪,减少唾液分泌。防止由麻醉引起的副交感神经过度兴奋。送患者进手术室前允许家属或亲友有短暂的探视时间。手术室护士、病房护士在床边认真核对患者的床号、姓名、住院号等。确定无误后,向巡回护士介绍患者,当面核对签字后返回病房。根据患者的手术种类及麻醉方式,铺好麻醉床,准备好术后监护急救器械及药物,做好患者返回病房的准备工作,以最佳方式迎候手术完毕的患者返回病房。

(二)术后护理要点

1.一般护理

(1)护理评估:向手术室护士或麻醉师了解术中情况。观察患者神志,测量患者生命体征,检查手术切口、输液、阴道流血情况、背部受压情况及各种管道。详尽记录观察资料。

(2)氧气吸入:术后给予持续低流量吸氧4小时,可显著减少术后恶心,呕吐发生率,又可加快排出人工气腹后残留的二氧化碳,纠正高碳酸血症。清醒后给予0.9%生理盐水20 mL,加庆大霉素$8×10^4$ U,地塞米松5 mg,糜蛋白酶4 000 U,行超声雾化吸入每天2次。减轻插管后喉头水肿,利于痰液排出。

(3)密切观察生命体征:术后每30分钟观察血压、脉搏、呼吸一次并记录;血压平稳者连续测量6次后,改为每4小时一次。术后每天测体温4次,直到正常3天后改为每天1次,术后患者体温升高不超过38 ℃,术后持续发热,或体温正常后再次升高,则提示可能有感染存在。

(4)体位:全麻患者在尚未清醒前应专人守护,去枕平卧,头偏向一侧,稍垫高一侧肩胸,以免呕吐物、分泌物呛入气管,引起吸入性肺炎或窒息。患者情况稳定,术后次日晨可采取半卧位。硬膜外麻醉者去枕平卧6小时后改自动卧位,如患者无特殊不舒适,经医师许可,术后一天取半卧位,术后2~3天可下床活动。护士要经常巡视患者,鼓励患者活动肢体,防止下肢静脉血栓形成。每2小时翻身、咳嗽、做深呼吸一次,有助于改善循环和促进良好的呼吸功能。

(5)腹部切口及引流管的护理:手术后咳嗽和呕吐引起腹压增高,当出现呕吐时,要对症处理,可给止吐剂,并用双手压住腹部或用腹带减少腹压。观察切口有无红肿、渗液等异常情况,发现问题及时报告医师处理。妥善固定腹腔引流管道,观察引流液的量及性状并记录。

(6)疼痛的护理:术后麻醉药作用消失至术后 24 小时最为明显,为了有利于手术后的恢复,应给予充分止痛措施。保持病房安静,减少探视,帮助患者床上翻身,取舒适卧位,遵医嘱给予镇静止痛药物,重新包扎腹带,松紧适度。

(7)术后腹胀的护理:术后患者一般在 2 天左右恢复肠蠕动,2~3 天腹胀可缓解。如果持续腹胀嘱咐患者多活动,腹部热敷多喝热水,吃热的食物。

(8)留置导尿管的护理:术后注意保持尿管通畅。观察尿管是否通畅,尿量及尿的颜色及性质。内膜癌根治术后须留置尿管 10~14 天,必须保持会阴部干燥、清洁。用 0.5% 活力碘溶液冲洗会阴,每天 2 次。拔除尿管前应定时开放,训练膀胱功能,拔除尿管后鼓励患者自行排尿,测量残余尿,>100 mL 者应重新留置导尿管,直到自行排尿才可拔管。

(9)饮食指导:手术当天禁食物,术后 1~2 天可进流质,待肛门排气后可恢复正常饮食。

(10)自理能力的恢复:在病情允许的情况下,鼓励患者早期下床活动,术后 3 天应恢复部分自理活动,术后 7 天基本生活自理。

(11)预防切口感染:切口红肿、渗血、阴道出血等情况,应报告医师。体温异常升高等。遵医嘱给药,保证抗生素、止血药物顺利输入,注意纠正贫血,保证足够营养摄入。

2.术后并发症护理

(1)尿潴留:子宫内膜癌手术方式多采取广泛全子宫切除术+盆腔淋巴结清扫术,由于手术范围广泛,必须游离输尿管,分离膀胱及直肠窝,常容易损伤支配膀胱神经,同时术后膀胱逼尿肌功能减弱,影响膀胱功能而致排尿困难,导致尿潴留。①全身用药:溴新斯的明能使膀胱逼尿肌兴奋促进排尿。酚妥拉明 5 mg 肌内注射,其效果明显优于新斯的明。酚妥拉明为 α 受体阻滞剂,能舒张血管,改善肢体及内脏的血液供应,改善微循环,减轻黏膜水肿,帮助膀胱肌恢复肌张力;还有拟胆碱作用,兼有促进排尿。也可以在术后进行肌内注射维生素 B_1,每天一次。②定时开放:术后 7 天开始锻炼膀胱,白天夹尿管,每 2 小时开放一次或感觉到尿急时开放尿管,夜间持续引流,连续 3 天后予拔除尿管,让患者自行排尿 2~3 次后测残余尿量,若残余尿量多于 100 mL,重新留置导尿管并配合针灸、理疗锻炼恢复膀胱功能。3 天后拔除尿管后再测残余尿量,若>100 mL,予留置尿管 5 天。连续 5 天后在患者有尿意时予拔除尿管,让患者自行排尿,排尿过程双手掌放在膀胱底,向下轻轻推移按压,尽量将残余尿液引出,尽量排空膀胱,测残余尿量,若<100 mL 不再留置导尿管。③针灸治疗:术后可以配合针灸合谷、太冲、三阴交、足三里等穴位,使尿潴留发生率明显减少。④红外线灯照射:用红外线灯在尿潴留患者的膀胱区照射 15~20 分钟。红外线的主要生物学效应是热,热能进入人体组织后,亦具有松弛平滑肌的作用,能解除膀胱括约肌的痉挛,促使尿液排出。

(2)淋巴囊肿:盆腔淋巴囊肿形成的确切机制目前尚不清楚。有学者认为主要与盆腔淋巴结清扫术有关,淋巴结清扫术是术后并发症的独立危险因素,特别是淋巴结清扫数目>14 枚时,清扫数目越多,术后淋巴囊肿发生率越高。盆腔有丰富的淋巴系统,在盆腔淋巴结清扫时淋巴管受损,原来的回流途径被打断,加之缝合了盆腹膜,腹膜后留有无效腔,所以自下肢回流的淋巴液滞留在盆腹膜后,若引流不畅,或局部间隙大,则形成盆腔淋巴囊肿,特别是在彻底的淋巴清扫后,淋巴管受损数目更多,盆腹膜缺失大,腹膜后无效腔更大,淋巴液更容易在后腹膜间隙内聚集形成淋巴囊肿。淋巴囊肿的各种治疗方法都不同程度增加了患者的痛苦。因此,盆腔淋巴囊肿应以预防为主。预防方法国内外文献有较多的报道,主要有术后充分引流、开放盆腹膜、生物蛋白胶的使用、网膜成形术和网膜固定术、术中结扎淋巴管、中药的应用等。

病情观察及护理:①观察患者的早期症状。淋巴囊肿一般发生在术后 4~6 周,大部分发生于术后的 5~8 天。其位置可以在腹股沟、髂内外血管旁等,大小不一,单发或多发。淋巴囊肿有无症状主要取决于其大小与出现的位置,一般不引起严重的并发症。大的淋巴囊肿会压迫周围组织,产生一系列的压迫症状,如肠梗阻、肾积水、下肢水肿、静脉血栓形成等等,这就必须采取干预措施,缓解症状。术后指导患者床上早期活动,交替抬高患肢以促进淋巴液回流。当患者无其他原因,诉下腹部不适或一侧下腹部不适伴同侧背部、臀部或腿部不适,尤其是在腹股沟摸到有肿块时,要高度怀疑淋巴囊肿的可能,及时报告医师进一步确诊。观察其他并发症。淋巴囊肿合并感染时可导致体温升高,观察患者的体温变化,体温升高要结合患者的体征、主诉以准确判断发热原因。观察伤口情况、有无会阴水肿或下肢水肿、疼痛、排气排便情况等,及时发现早期症状,及时处理。②引流管护理,保持引流管通畅,密切观察引流液情况并记录。妥善固定引流管,经常检查负压引流袋是否处于负压状态,各连接口是否连接紧密,观察引流是否通畅,引流液的量、性质、颜色,准确记录引流量。若引流液颜色鲜红或突然颜色改变、引流量过多过少,都要及时报告医师。当术后腹腔引流量<50 mL/d,且持续 2 天时,予以拔管。体位:术后 6～8 小时若患者无不适,可协助其取半坐卧位以利于淋巴液引流,睡觉时尽量侧向引流管侧,并避免引流管折叠、受压。指导患者翻身时勿拖拉,以防引流管脱出。本组患者未发生引流管脱出;观察引流管口情况,如引流管口敷料及局部皮肤是否干燥,引流管口有否渗血、渗液,若渗液多要及时更换敷料以保持局部清洁干燥,预防感染,渗液量要计入引流量。更换负压引流袋及引流管口敷料时要遵守无菌操作原则,严禁引流液倒流入腹腔,引流袋每天更换一次。做好宣教工作,把留置腹腔引流管的作用、目的和各种注意事项,告诉患者及家属,使他们明白其中道理从而积极配合。指导如何取合适卧位,以及出现什么情况需马上通知护士。

中药的应用:中药在预防术后淋巴囊肿形成方面有独特的作用。大黄的有效成分为蒽醌类抗生素,具有广谱抗菌、清热解毒、活血化瘀作用。芒硝的有效成分为硫酸钠,具有消炎止痛、散结、消肿的作用。将大黄芒硝配伍能利用高渗作用吸取组织中多余的水分。外敷后,可加强局部血流,使毛细血管开放增多,改善微循环,促进吸收,达到消肿、止痛、消炎的目的。

3.激素及其他药物治疗的护理

(1)孕激素治疗的护理:对于晚期癌、癌复发者、不能手术切除或年轻早期患者要求保留生育功能者,均可考虑孕激素治疗。一般用药剂量要大,如醋酸甲羟孕酮 200～400 mg/d,己酸孕酮 500 mg/d,至少 10～12 周才能初步评价有无效果。在治疗过程中需注意观察不良反应,一般不良反应轻,可引起水、钠潴留,出现水肿或药物性肝炎。应告诉患者停药后会逐步好转。

(2)他莫昔芬治疗的护理:他莫昔芬是一种非甾体的抗雌激素药物,应注意观察药物的不良反应,包括潮热、畏寒等类似更年期综合征的反应,以及骨髓抑制反应。少数患者可出现阴道流血、恶心、呕吐。如出现不良反应应向医师汇报。

(3)化疗药物治疗的护理:按化疗常规护理,常用于晚期不能手术、放疗或治疗后复发的病例。

(4)放疗的护理:按放疗常规护理,注意放疗并发症发生。

4.健康教育

对门诊患者应普及防癌知识,尤其对高危因素患者,或对更年期妇女出现月经紊乱、绝经后妇女不规则阴道流血者,应高度重视。可定期行防癌检查,正确掌握使用雌激素的指征。

第七章　儿科常见病护理

第一节　小 儿 肺 炎

肺炎是指肺的一部分或全部发炎,包括气管和肺泡。小儿肺炎系各种病原体引起的肺部感染性炎症。全年均可发病,北方多发于冬、春寒冷季节及气候骤变时。3岁以内的婴幼儿在冬、春季节患肺炎较多,至今仍是小儿常见的疾病之一。

一、分类

(一)病因分类

细菌、病毒、真菌、支原体和衣原体、螺旋体及立克次体、原虫性肺炎等。此外尚有吸入性、坠积性、放射性、过敏性肺炎等非感染性肺炎(常继发感染)。

(二)病理分类

大叶肺炎、支气管肺炎、间质性肺炎、毛细支气管炎。

(三)病程分类

急性肺炎(病程在1个月之内)、迁延性肺炎(病程在1～3个月)、慢性肺炎(病程在3个月以上)。

(四)病情分类

轻症肺炎(以呼吸系统症状为主)、重症肺炎(有严重并发症或过高热或体温不升)。婴儿及新生儿肺炎亦属重症。

(五)病原学和抗生素合理使用角度分类

新近从病原学和抗生素合理使用角度,又提出将肺炎分为两类。①社区获得性肺炎:无免疫抑制的患者,在医院外或入院 48 小时内,罹患的感染性肺实质(含肺泡壁),即广义的肺间质炎症,包括具有明确潜伏期的病原体感染,在发展中国家包括部分支气管炎;②医院获得性肺炎(医院内肺炎):指在入院时不存在,也不处于感染潜伏期,而于入院 48 小时后在医院内(包括护理院、康复院等)发生的肺炎。国际上其发病率为 0.5%～1.0%,西方国家占院内感染的第 2～4 位。重症加强护理病房内发病率为 15%～20%。其中接受机械通气者,可高达 18%～60%,病死率>50%。我国医院获得性肺炎发病率为 1.3%～3.4%,占院内感染的 29.5%,居首位。这两类肺炎在病原学和流行病学及临床诊治上有显著不同,对临床上指导用药、提高肺炎的诊治水平、促进抗生素的合理应用,减少耐药菌的产生和传播,降低发病率,改善预后等都有重要意义。

二、病因

发病原因主要是细菌和病毒引起,其次是支原体等病原体感染所致。常见细菌有肺炎链球菌、流感嗜血杆菌、葡萄球菌、肺炎杆菌、大肠埃希菌等,主要引起支气管肺炎或大叶性肺炎。常见病毒:腺病毒、呼吸道合胞病毒、流感病毒、副流感病毒、巨细胞病毒、麻疹病毒等。主要引起间质性肺炎,引起小儿肺炎的病原体在不同时期和地区不尽一致。发达国家小儿肺炎的病原体 80% 为病毒,而发展中国家则约占 50%。

三、诊断

(一)社区获得性肺炎的诊断

(1)临床诊断依据。①新近出现的咳嗽、咳痰或有呼吸道症状加重,并出现脓性痰,伴或不伴胸痛;②发热;③肺实变体征和(或)湿性啰音;④白细胞>10×10^9 或<4.0×10^9,伴或不伴核左移;⑤X 线检查:示片状、斑片状浸润阴影或间质性改变,伴或不伴胸腔积液;以上①～④项中任一项加⑤,并排除肺结核、肺水肿、肺不张、肺栓塞、肺嗜酸性粒细胞浸润症、肺血管炎、非感染性肺间质疾病等,即可建立临床诊断。

(2)儿童社区获得性肺炎的常见病原体。常因时、因地、因人而异,某些患儿的病原体在住院期内可发生变化,还存在多种病原体的混合感染,最常见病毒感染基础上继发细菌感染。

总体来看,常见病原体如下。①病毒:呼吸道合胞病毒、流感病毒、副流感病毒、腺病毒和鼻病毒;②肺炎支原体;③沙眼衣原体和肺炎衣原体;④细菌:肺炎球菌、金黄色葡萄球菌、b型流感嗜血杆菌、卡他莫拉菌或未分型流感杆菌及结核分枝杆菌。

(二)医院获得性肺炎

1.临床诊断依据

同社区获得性肺炎,但临床表现、实验室和影像学所见诊断特异性低,尤其要注意排除肺不张、心衰和肺水肿、基础疾病的肺部侵犯、药物性肺损伤、肺栓塞和艾滋病等粒细胞缺乏、严重脱水者并发医院获得性肺炎时,X线检查可阴性。卡氏肺孢子虫病有10%～20%者X线检查完全正常。

2.病原学诊断

要求与步骤同社区获得性肺炎。但应强调:①准确的病原学诊断对医院获得性肺炎的治疗更重要;②除呼吸道标本外,常规做血培养2次;③呼吸道分泌物细菌学培养,尤需重视半定量培养,不仅存在假阴性,更存在假阳性问题,判断结果时,还要参考细菌浓度,呼吸道分泌物中分离到的表皮葡菌,除奴卡菌外的革兰氏阳性,除B型流感嗜血杆菌外的嗜血杆菌属细菌、微球菌、肠球菌、念珠菌和厌氧菌的临床意义均不明确;④免疫损害宿主应重视真菌、病毒等特殊病原体的检查;⑤在某些病例宜采用侵袭性下气道防污染采标本技术;⑥在重症加强护理病房中的医院获得性肺炎患者应连续性病原学和耐药性监测;⑦不动杆菌、金黄色葡萄球菌、铜绿假单胞菌、沙雷菌、大肠埃希菌、单胞菌、军团菌、真菌、流感病毒、呼吸道合胞病毒和结核分枝杆菌可引起医院获得性肺炎的暴发性发病,故应警惕。

四、治疗

抗生素、抗病毒药及对症治疗等综合法,均发展很快。社区获得性肺炎和医院获得性肺炎时抗生素的应用方案如下。

(一)社区获得性肺炎的治疗

1.轻、中度社区获得性肺炎

轻度和部分中度社区获得性肺炎可在门诊治疗。首选青霉素G或阿莫西林或氨苄西林或先锋头孢菌素,备选头孢克洛、头孢丙烯等;百日咳、衣原体、支原体等,选大环内酯类。

2.重度社区获得性肺炎

住院治疗。选下列方案:①安美汀;②头孢呋辛或头孢噻肟或头孢曲松;

③重症或合并支原体、衣原体感染者用大环内酯类＋头孢曲松或头孢噻肟。

(二)医院获得性肺炎的治疗

(1)轻、中度医院获得性肺炎用上述重症社区获得性肺炎的①②③方案之一。

(2)轻、中度医院获得性肺炎伴下列危险因素之一即原有心肺基础病、患恶性肿瘤、机械通气及重症加强护理病房患儿、长期用抗生素和糖皮质激素或其他免疫抑制剂者、胸腹部手术后、昏迷伴吸入者、糖尿病或肾功能不全者用下列方案:④并厌氧菌者用①③＋克林霉素或甲硝唑;⑤铜绿假单胞菌用泰美汀或哌拉西林＋他唑巴坦。

(3)若伴多种危险因素者,可用重度医院获得性肺炎方案。

(4)重度医院获得性肺炎,用⑤或以下⑥～⑨;⑥铜绿假单胞菌等G^-感染用头孢他啶或头孢哌酮或头孢吡肟;⑦适用于6岁以上或病情重必须用氨基糖苷类者:用⑤⑥＋氨基糖苷类;⑧超广谱β内酰胺酶阳性细菌感染用亚胺培南或美洛培南;⑨对极重度医院获得性肺炎和疑金黄色葡萄球菌、表皮葡萄球菌者用⑥⑦＋万古霉素。

五、护理

(一)一般护理

1.护理评估

(1)评估患儿神志与精神状况;生命体征,如体温、呼吸状况、脉搏快慢、节律、有无血压降低或升高等;营养及饮食情况;液体摄入量、尿量、近期体质量变化;睡眠情况(有无呼吸困难的发生)。

(2)评估患儿的呼吸情况,记录性质、频率、形态、深度,有无鼻翼翕动、三凹征、端坐呼吸等,听诊患儿的呼吸音,监测患儿生命体征。必要时监测、记录患儿的动脉血气分析值。

(3)评估患儿本次发病的诱因、咳嗽、咳痰的情况;观察患儿有无发绀,监测体位改变对患儿缺氧的影响。有无其他伴随症状,如胸痛、呼吸困难。

(4)询问患儿目前服用药物的名称、剂量及用法,评估患儿有无药物不良反应,询问患儿有无明确药物过敏史。

(5)评估患儿心理、精神因素,有无焦虑、恐惧。评估患儿及其家属心理-社会状况。

(6)评估患儿及其家属对疾病知识的了解程度、对治疗及护理的配合程度、经济状况等。

2.病房环境

保持室内空气新鲜,开窗通风,保持高湿度和适宜温度,保证患儿充足的休息。与其他患儿分开居住,避免交叉感染。告诉患儿此为爱心病房,待病情稳定就可与其他小朋友一起玩耍。

3.病情观察

(1)观察体温变化:在降温 30 分钟后复测体温,一般腋温降至 37.5 ℃时可逐渐撤除物理降温,同时应注意观察有无体温骤降、大量出汗、体弱无力等虚脱表现。如有应及时通知医师并给予保温。还应注意孩子夜间的体温变化,避免体温骤然升高引起惊厥。

(2)观察病情变化:若患儿出现烦躁不安、剧烈咳嗽、呼吸困难、高热持续不退或退而复升、淋巴结肿大、耳痛或外耳道流脓等,均为并发症的早期表现,应及时通知医师。

(3)观察口腔黏膜及皮肤:观察有无皮疹,以便能早期发现麻疹、猩红热、百日咳及流行性脑脊髓膜炎等急性传染病。在疑有咽后壁脓肿时,应及时报告医师,同时要注意防止脓肿破溃后脓液流入气管引起窒息。

(二)专科护理

1.常规护理

各种治疗及护理操作集中时间完成,保证患儿充足的休息。

2.呼吸道护理

维持呼吸道通畅,及时清除口鼻分泌物,痰液黏稠者给予雾化,必要时给予吸痰。

3.用药护理

(1)用降温药过程中保证患儿水分摄入。

(2)用雾化吸入药物后指导患儿有效咳嗽、排痰。

(3)滴鼻药宜于饭前 15 分钟或睡前给予,滴药后使患儿头向后仰,以免药物进入咽喉被吞下,为避免鼻黏膜损伤不应连续用药超过 3 天。

4.化验及检查护理指导

由于患儿对静脉采血等检查存在恐惧与反感心理,应给予安慰开导,告诉患儿做勇敢的孩子,以奖励小花的方式给予表扬和鼓励。

5.专科指导

(1)鼻塞:鼻塞严重时,应先清除鼻腔分泌物后再用 0.5％麻黄碱液滴鼻,每天2～3 次,每次 1～2 滴,对因鼻塞而妨碍吸吮的婴儿,宜在哺乳前 15 分钟滴鼻,使鼻腔通畅,保证吸吮。在呼吸道感染时,鼻腔、气管分泌物很多,会造成呼吸不畅,鼻孔内如果干痂太多,可以用棉签蘸凉开水,慢慢湿润后轻轻掏出来,如果小儿有俯卧睡眠习惯,此时应保持侧卧,以免引起呼吸困难。在护理小儿过程中,多注意观察他的精神、面色、呼吸次数、体温的变化。

(2)咽痛:适时可给予润喉含片或雾化吸入。

(3)高热:体温超过38.5℃以上时,给予合理的物理降温,如头部冷湿敷、枕冰袋,在颈部、腋下及腹股沟处放置冰袋,或用冷盐水灌肠,或按医嘱给予解热药,预防高热惊厥。出汗后及时给患儿用温水擦净汗液。注意保证患儿摄入充足的水分。及时更换汗湿衣服。

6.心理护理

(1)首先护理人员应与患儿建立良好关系。

(2)在护理过程中尽量使用简短、通俗易懂的言语,并且语气应保持温和,脸部保持微笑,多用肢体动作来表达患儿无法理解的言语。

(3)护理实施过程中可多用肢体接触来给予患儿安抚,比如轻抚患儿头部、小手及脸部等,消除患儿内心对治疗、医院环境等各方面的恐惧情绪,从而让小儿更配合治疗。

(4)缓解家属担忧的心理,护理人员做好对家属的心理沟通,沟通内容应主要围绕治疗的基本现状、治愈情况等,应多以正面积极的态度宣传治疗成功案例,并且为患儿家属讲解康复过程及如何最大力度配合治疗、促进患儿早日康复,解除家属思想包袱,以达到患儿家属配合支持治疗的目的。

六、健康教育

(一)饮食

宜清淡,营养丰富,少食多餐,给予易消化的高蛋白、高热量、高维生素的流质或半流质饮食。多喝水,增加机体新陈代谢速度,以促进呼吸道异物的排出。

(二)休息与活动

提高自身免疫力是防护措施的第一步,平时加强儿童的身体锻炼,增强体质。

(三)外出活动

穿衣要适当,关注天气的变化,避免过热;沙尘天气尽量减少户外停留时间,若在沙尘天气中进行户外活动应戴口罩且活动后及时漱口和清洗鼻腔和口腔

（双手捧清水至鼻，将水轻轻吸入鼻腔或者口腔，然后把水擤出，反复数次）以减少细菌感染的风险。避免去人多的地方，以免造成交叉感染。

（四）用药

白细胞及血小板计数减少，一般发生在治疗完后 2～3 周，随后可自然回升至用药前水平。

（五）化验及检查注意事项

1.血常规检查

先与患儿耐心沟通交流，静脉穿刺操作时，动作要轻、准、稳，以免损伤血管。

2.病原学检查

教会患儿咳痰方法或指导患儿配合留取保本，保证标本合格并及时送检。

3.胸部 X 线检查

必要时及时行胸部 X 线检查。

（六）疾病相关知识

（1）急性上呼吸道感染常见病因为病毒或细菌感染，为避免反复病情发作应提高患儿免疫力，避免去人多、人挤、环境差的地方。

（2）与其他患儿分开居住，避免交叉感染。告诉患儿此为爱心病房，待病情稳定就可与其他小朋友一起玩耍。向家属介绍预防上呼吸道感染的知识：增加营养，加强体格锻炼，避免受凉；在上呼吸道感染的流行季节避免到人多的公共场所，有流行趋势时给易感儿服用板蓝根等中药汤剂预防。反复发生上呼吸道感染的小儿应积极治疗原发病，改善机体健康状况。

（3）告知家属雾化的意义及注意事项：可比特可使平滑肌松弛并减轻支气管炎症。使支气管平滑肌扩张，并使气道内分泌物减少。松弛气道平滑肌，降低气道阻力，增强纤毛清除黏液的能力，抑制气道神经降低血管通透性减轻气道黏膜水肿，从而缓解喘憋。能迅速有效地解除气道痉挛。普米克对呼吸道局部抗炎作用具有抗过敏作用，并可收缩气道血管，减少黏膜水肿及黏液分泌可以达到平喘、改善通气的效果缓解喘息的症状。因此，先做复方异丙托溴铵雾化扩张支气管，再做普米克对局部抗炎平喘达到改善通气消除炎症的效果。应用后用清水漱口防止咽部真菌感染。

（七）出院指导

（1）夜间孩子的体温容易骤然升高，一定要加强体温监测，防止高热惊厥。

（2）饮食应选择清淡、易消化的食物，如米粥、面条等。

（3）平时应适当增加户外活动，提高机体免疫力。

（4）父母要注意天气变化，及时帮宝宝增减衣服，沙尘天气尽量不要外出。

（5）居室应保持适宜的湿度和温度，经常通风换气。

（6）感冒流行时，应尽量少带婴幼儿去公共场所。应尽量避免婴幼儿与感冒患儿一起玩耍，防止交叉感染。

第二节　小儿支气管哮喘

支气管哮喘是一种表现为反复发作性咳嗽、喘鸣和呼吸困难，并伴有气道高反应性的可逆性、梗阻性呼吸道疾病。哮喘可在任何年龄发病，但多数始发于4岁以前。

一、病因及发病机制

（1）引起感染的病原体及其毒素：小儿哮喘发作常和呼吸道感染密切相关，婴幼儿哮喘中95％以上是由于呼吸道感染所致。

（2）吸入物：通常自呼吸道吸入，引起哮喘最主要变应原为尘螨、屋尘、霉菌、花粉、羽毛等。

（3）食物：主要为异性蛋白质，如牛奶、鸡蛋、鱼虾、香料等，食物过敏以婴儿期为常见，4～5岁以后逐渐减少。

（4）非特异性刺激物质，如灰尘、烟、气味等。其可刺激支气管黏膜感觉神经末梢及迷走神经，引起反射性咳嗽和支气管痉挛，长期持续可导致气道高反应性。

（5）气候：儿童患儿对气候变化很敏感，若气温突然变冷或气压降低，常可激发哮喘发作。因此，一般春秋两季儿童发病明显增加。

（6）精神因素：如大哭大笑或激怒恐惧后可引起哮喘发作。情绪激动或其他心理活动障碍时常伴有迷走神经兴奋。

（7）遗传因素：哮喘具有遗传性，父母有气道高反应性的，则子女哮喘发病率明显增加。患儿多有其他过敏病史，如婴儿湿疹、荨麻疹、过敏性鼻炎等。

（8）运动：文献报道约90％哮喘患儿可由运动激发，又称运动性哮喘，多见于较大儿童，剧烈持续（10分钟以上）的奔跑后最易诱发哮喘，其发生机制是免疫性的。

(9)药物:药物引起的哮喘也较常见。主要有两类药物:①阿司匹林及类似的解热镇痛药,可造成所谓内源性哮喘,如同时伴有鼻窦炎及鼻息肉,则称为阿司匹林三联症。②作用于心脏的药物,如普萘洛尔、氧烯洛尔等可阻断 β 受体而引起哮喘,其他如碘油造影,磺胺类药物过敏也常可诱发哮喘发作。

二、临床表现

(一)先兆期表现

常有胸闷、咳嗽、打喷嚏、鼻塞、流涕、鼻痒、咽痒、眼痒和流泪等。

(二)发作期表现

婴幼儿起病常较缓慢,年长儿多呈急性过程。发病时往往先有刺激性干咳,接着可咳大量白黏痰,伴有呼气性呼吸困难和哮鸣音,出现烦躁不安或被迫坐位,咳喘剧烈时还可出现腹痛。哮喘发作以夜间更为严重,可自行或经治疗缓解。若哮喘急剧严重发作,经合理应用拟交感神经药物仍不能在 24 小时内缓解,称为哮喘持续状态。随病情变化,患儿由呼吸困难的挣扎状态转为软弱、咳嗽无力、血压下降、出现发绀,甚至死于急性呼吸衰竭。

(三)体格检查

胸廓饱满,呈吸气状,叩诊呈过清音,听诊全肺布满哮鸣音。重症患儿呼吸困难加重时,呼吸音可明显减弱,哮鸣音随之消失。病程长而反复发作者可出现桶状胸,伴营养障碍和生长发育落后。

三、辅助检查

(1)变应原检查:目的在于发现和明确诱发哮喘的原因,以便在日常生活中避免与之接触,以防哮喘发作。

(2)激发试验:对于症状与哮喘一致,但肺功能检查正常的患者,乙酰胆碱和组胺的气道反应性测定或运动激发试验有助于确定哮喘诊断。

(3)肺功能测定:一般包括肺容量、肺通气量、弥散功能、流速-容量图和呼吸力学测验,但均需较精密的仪器,也不能随时监测。哮喘患儿常表现为肺总量(TLC)和功能残气量(FRC)增加,而残气量(RV)、肺活量(VC)可正常或降低;更重要的改变为呼吸流速方面的变化,表现为用力肺活量(FVC)、第一秒用力呼气流速(FEF 为 25%～75%)和最大呼气流速率(PF)变化。

(4)测定气道炎症的无创性标志物:可以通过检查自发生成痰液中或高渗盐

水诱发痰液中的嗜酸细胞和异染细胞来评估与哮喘相关的气道炎症。

(5)其他检查:X线胸片显示肺过度充气;血嗜酸性粒细胞计数增多(0.05~0.15)或绝对值增多(>300×10^6/L);T淋巴细胞亚群包括Th$_1$/Th$_2$测定;嗜碱性粒细胞脱颗粒试验;嗜碱性粒细胞计数等。有些检查虽可符合哮喘诊断,但无特异性。

四、临床诊断

(一)诊断标准

1.婴幼儿哮喘诊断标准

(1)年龄<3岁,喘息发作≥3次。

(2)发作时双肺闻及呼气相哮鸣音,呼气相延长。

(3)具有特应性体质,如过敏性湿疹、过敏性鼻炎等。

(4)父母有哮喘病等过敏史。

(5)除外其他引起喘息的疾病。

凡具有以上(1)(2)(3)条即可诊断哮喘。如喘息发作2次,并具有第(2)(5)条,诊断为可疑哮喘或喘息性支气管炎。如同时具有第(3)和(或)第(5)条时,可考虑给予哮喘治疗性诊断。

2.3岁以上儿童哮喘诊断标准

(1)年龄≥3岁,喘息呈反复发作者或可追溯与某种变应原或刺激因素有关。

(2)发作时双肺闻及以呼气相为主的哮鸣音,呼气相延长。

(3)支气管舒张药有明显的疗效。

(4)除外其他引起喘息、胸闷和咳嗽的疾病。

对各年龄组疑似哮喘同时肺部有哮鸣音者,可做以下任何一项支气管舒张试验:①用β$_2$受体激动药的气雾剂或溶液雾化吸入;②0.1%肾上腺素0.01 mL/kg皮下注射,每次最大量不超过0.3 mL。在做以上任何一项试验后15分钟,如果喘息明显缓解及肺部哮鸣音明显减少,或一秒钟用力呼气容积上升率≥15%,支管舒张试验阳性,可作哮喘诊断。

3.咳嗽变异性哮喘诊断标准(年龄不分大小)

(1)咳嗽持续或反复发作>1个月,常在夜间或清晨发作、痰少、运动后加重,临床无感染征象,或经较长期抗生素治疗无效。

(2)用支气管扩张药可使咳嗽发作缓解(基本诊断条件)。

（3）有个人过敏史或家族过敏史，变应原试验阳性可作辅助诊断。

（4）气道呈高反应性特征，支气管激发试验阳性可作辅助诊断。

（5）除外其他原因引起的慢性咳嗽。

（二）诊断中的临床思维

（1）一些婴幼儿发病的最初症状是反复或持续性咳嗽，或在呼吸道感染时伴有喘息，经常被误诊为支气管炎、喘息性支气管炎或肺炎，因此，应用抗生素或镇咳药物治疗无效，此时给予抗哮喘药物治疗是有效的，具有以上特点的婴幼儿可以考虑沿用"婴幼儿哮喘"的诊断名称。

（2）如果患儿的"感冒"反复地发展到下呼吸道，持续10天以上使用抗哮喘药物治疗后才好转，则应考虑哮喘。

（3）目前婴幼儿喘息常分为两种类型：有特应性体质（如湿疹），其喘息症状常持续整个儿童期直至成人。无特应性体质及特应性家族史，反复喘息发作与急性呼吸道病毒感染有关，喘息症状通常在学龄前期消失。不论以上哪一类型的喘息均可增加支气管反应性，部分出现特应性炎症。至今尚无一种确切方法可以预测哪些患儿会有持续性喘息。由于80%以上哮喘开始于3岁前，早期干预是有必要的。尽管一部分患儿存有过度应用抗哮喘药物的可能，但有效使用抗变应性炎症药物及支气管舒张药比应用抗生素能更好地缩短或减轻喘息的发作，亦符合儿童哮喘早期诊断和防治的原则。

五、鉴别诊断

（1）毛细支气管炎：主要是由呼吸道合胞病毒及副流感病毒感染所致，好发于2～6个月婴儿，常于冬春季流行。喘息是急性呼吸道感染最常见的症状，尤其以病毒感染为著。第1次婴幼儿喘息可能是毛细支气管炎，而1岁时出现多次喘息就可能是哮喘，如根据哮喘治疗有效，则有助于诊断。

（2）先天性喉喘鸣：先天性喉喘鸣是因喉部发育较差引起喉软骨软化，在吸气时喉部组织陷入声门而发生喘鸣及呼吸困难。于出生时或生后数天出现持续吸气性喘鸣，重者吸气困难，并有胸骨上窝及肋间凹陷。在俯卧位或被抱起时喘鸣有时可消失。喘鸣一般在6个月到2岁消失。

（3）异物吸入：好发于幼儿及学龄前期，有吸入异物史，呛咳可有可无，有时胸部X线摄片检查无异常，应作吸气及呼气相透视或摄片，可有纵隔摆动，或由于一侧气体滞留而两肺透光度不一致。若X线检查阴性，仍不能除外异物，可做支气管镜检查。

(4)支气管淋巴结核:支气管淋巴结核可由肿大淋巴结压迫支气管或因结核病变腐蚀和侵入支气管壁导致部分或完全阻塞,出现阵发性痉挛性咳嗽伴喘息,常伴有疲乏、低热、盗汗、体重减轻。可做 PPD 及 X 线检查、痰结核菌检查、测定血清抗体,疑有支气管内膜结核引起的气道阻塞可做支气管镜检。

(5)环状血管压迫:为先天性畸形,多发生于主动脉弓处,有双主动脉弓或有环状血管畸形。由一前一后血管围绕气管和食管,随后两者又合并成降主动脉,某些病例右侧主动脉弓和左侧主动脉韧带形成一个环,前者压迫气管及食管。

(6)胃食管反流:多数婴儿进食后发生反流,食管黏膜有炎症改变,反流可引起反射性气管痉挛而出现咳嗽、喘息,可行吞钡 X 线检查,近年来用食管 24 小时 pH 监测以助诊断。

六、治疗

(一)治疗原则

坚持长期、持续、规范、个体化的治疗原则。①发作期:快速缓解症状、抗炎、平喘;②缓解期:长期控制症状、抗炎、降低气道高反应性、避免触发因素、自我保健。

(二)治疗方法

1.去除病因

避免接触变应原,积极治疗和清除感染病灶,去除各种诱发因素。

2.控制发作

主要是解痉和抗感染治疗,药物缓解支气管平滑肌痉挛,减轻气道黏膜水肿和炎症,减少黏痰分泌。

(1)拟肾上腺素类药物:β_2 受体激动药是目前临床应用最广的支气管舒张药。①短效 β_2 受体激动药,常用的有沙丁胺醇和特布他林;②长效 β_2 受体激动药,沙美特罗、福莫特罗、盐酸丙卡特罗、班布特罗。目前推荐联合吸入糖皮质激素和长效 β_2 受体激动药治疗哮喘,联合应用具有协同抗炎和平喘作用,可获得相当于(或优于)吸入加倍剂量糖皮质激素时的疗效,并可以增加患儿的依从性、减少较大剂量糖皮质激素的不良反应,尤其适用于中重度哮喘患儿的长期治疗。

(2)茶碱类药物:不是舒张支气管的首选药物。重症患者、24 小时内未用过茶碱,首剂负荷量为 4~6 mg/kg,加入葡萄糖注射液中 20~30 分钟静脉滴完,然后以 0.75~1 mg/(kg·h)维持。<2 岁和 6 小时内用过茶碱或问不清是否用过茶碱制剂者,不给负荷剂量,而直接以 1 mg/(kg·h)静脉滴注。长时间使用

者,最好监测茶碱的血药浓度。

(3)抗胆碱能药物:临床应用以气雾剂及雾化吸入为主。

(4)糖皮质激素:儿童吸入丙酸倍氯米松或丁地去炎松(普米克)每天 200～400 μg 是很大的安全剂量,重度年长儿亦可达 600～800 μg/d,一旦病情控制、稳定则应降至常规吸入剂量。对于年幼儿哮喘及吸入定量气雾剂有困难或重症患儿可用丁地去炎松悬液,每次 0.5～1 mg,每天 1～2 次,可合用 β_2 激动药及(或)抗胆碱类药物溶液一起雾化吸入。若病情能较快控制,则可停用平喘药,普米克悬液吸入可达数周至数月或更长时间,或酌情改用气雾剂吸入。吸入激素疗程偏长,达 1 年以上,现亦有主张轻、中度患者疗程可达 3～5 年。

(5)硫酸镁:每次 0.1 mL/kg 加 10% 葡萄糖注射液 20 mL 在 20 分钟内静脉滴注,1～3 天,可连续使用 2～3 天,能取得支气管解痉及镇静作用。

3.哮喘持续状态

哮喘持续状态可选用吸氧及药物等治疗。

(1)吸氧:所有危重哮喘患儿均存在低氧血症,需用密闭面罩或双鼻导管提供高浓度湿化氧气,以维持氧饱和度≥0.95,初始吸氧浓度以 40% 为宜,流量为 4～5 L/min。在无慢性肺部疾病患者,高浓度吸氧并不会导致呼吸抑制。

(2)β_2 受体激动药:这是儿童危重哮喘的首要治疗药物。首选吸入治疗,使用射流式雾化装置,如缺氧严重,应使用氧气作为驱动气流,以保证雾化治疗时的供氧,氧流量为 6～8 L/min。第 1 小时可每 20 分钟吸入 1 次,以后每 2～4 小时可重复吸入。药物量:每次沙丁胺醇 2.5～5 mg 或特布他林 5～10 mg,亦可作连续雾化吸入。部分危重症或无法使用吸入治疗者,可静脉应用 β_2 受体激动药,沙丁胺醇 15 μg/kg 静脉注射 10 分钟以上;病情严重需静脉维持滴注时剂量为 1～2 μg/(kg·min),最大不超过 5 μg/(kg·min)。静脉应用 β_2 受体激动药时容易出现心律失常和低钾血症等严重不良反应,使用时要严格掌握指征及剂量,并做必要的心电图、血气及电解质等监护。

(3)肾上腺能受体激动药:没有条件使用吸入型 β_2 受体激动药时,可考虑使用肾上腺素皮下注射,但应加强临床密切观察,预防心血管等不良反应的发生。每次皮下注射 0.1% 肾上腺素 0.01 mL/kg,儿童最大量不超过 0.3 mL。必要时可每 20 分钟使用 1 次,不能超过 3 次。

(4)糖皮质激素:全身应用糖皮质激素作为儿童危重哮喘治疗的一线药物,应尽早使用。常用琥珀酸氢化可的松 4～8 mg/kg 或甲泼尼龙 0.5～2 mg/kg,静脉注射,每 4～6 小时使用 1 次,好转后可口服泼尼松 1～2 mg/(kg·d),每天最大量 60 mg。治疗时间依病情而定,如连续用药超过 7 天应逐渐减量。儿童危重哮喘时大剂量吸入糖皮质激素可能有一定帮助,选用雾化吸入布地奈德悬液每次 0.5~1 mg。但病情严重时不能以吸入治疗替代全身糖皮质激素治疗,以免延误病情。

(5)抗胆碱药:这是儿童危重哮喘联合治疗的组成部分,其临床安全性和有效性已明确,对 β_2 受体激动药治疗反应不佳的重症者应尽早联合使用。药物剂量:溴化异丙托品 250 μg,加入 β_2 受体激动药溶液做雾化吸入,治疗时间同 β_2 受体激动药。

(6)氨茶碱静脉滴注:氨茶碱可作为儿童危重哮喘一种附加治疗的选择,负荷量 4~6 mg/kg,最大 250 mg,静脉滴注 20~30 分钟,继之持续滴注维持剂量 0.8~1.0 mg/(kg·h)。若已口服氨茶碱者,直接使用维持剂量持续静脉滴注。亦可采用间歇给药方法,每 6 小时缓慢静脉滴注 4~6 mg/kg,治疗时应注意不良反应的发生,有条件应做血药浓度监测。

(7)硫酸镁:硫酸镁是一种安全的危重哮喘治疗药物,有助于危重哮喘症状的缓解。剂量:25~40mg/(kg·d),最大剂量≤2 g/d,分 1~2 次,加入 10% 葡萄糖注射液 20 mL 缓慢静脉滴注(20 分钟以上),酌情使用 1~3 天。可出现一过性面色潮红、恶心等不良反应,通常在药物输注时发生。若过量可静脉注射 10% 葡萄糖酸钙注射液拮抗。

(8)辅助机械通气:儿童危重哮喘经氧疗、全身应用糖皮质激素、β_2 受体激动药等治疗后病情继续恶化者,应及时给予辅助机械通气治疗。适用指征包括持续严重的呼吸困难;呼吸音减低到几乎听不到哮鸣音及呼吸音;因过度通气和呼吸肌疲劳而使胸廓运动受限;意识障碍、烦躁或抑制,甚至昏迷;吸氧状态下发绀进行性加重;$PaCO_2 \geqslant 8.7$ kPa(65 mmHg)。通气模式以定容型为宜,呼吸频率略慢于正常值,潮气量为 8~12 mL/kg,吸气峰压一般不宜超过 3.92 kPa(40 cmH$_2$O),必要时酌情加用呼气末正压通气。

(9)其他治疗:注意维持水电解质平衡,纠正酸碱紊乱。由于液体摄入量减少、呕吐及呼吸道非显性液体丢失增多,大多数哮喘患儿在就诊时已有不同程度的脱水,应予以及时纠正。但由于危重哮喘患儿多存在抗利尿激素分泌异常,故继续治疗时应注意避免因液体过多而导致的肺水肿加重,一般用 2/3 的生理需要量维持。危重哮喘时左右心室的后负荷明显增加,合并心力衰竭时慎用正性肌力药物,若确需使用,应作适当剂量调整。儿童哮喘发作主要由病毒引发,抗生素不作为常规应用,若同时发生下呼吸道细菌感染则选用病原体敏感的抗菌药物。

4.预防

(1)免疫治疗:目前通过正规应用各种药物及采取必要的预防措施基本上可以满意地控制哮喘,在无法避免接触变应原或药物治疗无效时,可以考虑针对变应原进行特异性免疫治疗,因反复呼吸道感染诱发喘息发作者可酌情加用免疫调节剂。

(2)色甘酸钠:为抗过敏药,能稳定肥大细胞膜,抑制肥大细胞释放组织胺及白三烯类过敏介质,抑制细胞外钙离子内流和抑制细胞内储存的结合钙离子释放,阻止迟发反应和抑制非特异性支气管高反应性。在哮喘发作前给药,能防止Ⅰ型变态反应和运动诱发哮喘。

(3)酮替芬:为碱性抗过敏药,对儿童哮喘疗效较成人稍好,其不良反应为口干、困倦、头晕等。年幼儿口服 0.5 mg,每天 1~2 次;儿童口服 1 mg,每天 2 次。若困倦明显者可 1 mg 每晚 1 次,对经激素吸入疗法能使哮喘缓解的患儿,应继续吸入维持量糖皮质激素,至少 6 个月或更长时间。

七、护理

(一)一般护理

1.护理评估

(1)评估患儿营养及饮食情况有无喂养困难;液体摄入量、尿量、近期体重变化;睡眠情况(有无呼吸困难的发生)。

(2)评估患儿咳嗽、咳痰的程度和性质。观察患儿有无发绀,监测体位改变对患儿缺氧的影响。有无其他伴随症状,如胸痛、呼吸困难。

(3)评估患儿的呼吸情况,记录性质、频率、形态、深度,有无鼻翼翕动、三凹征、端坐呼吸等,听诊患儿的呼吸音,监测患儿生命体征。必要时监测、记录患儿的动脉血气分析值。

(4)首先评估患儿心理、精神因素:有无焦虑、恐惧。其次评估患儿及其家属心理-社会状况:评估患儿及其家属对疾病知识的了解程度、对治疗及护理的配合程度、经济状况等。

2.气道通畅

(1)体位:采取半坐卧位或坐位以利肺部扩张。

(2)保证休息:给患儿提供一个安静、舒适的环境以利于休息,护理操作应尽可能地集中进行。

3.病情观察

监测患儿是否有烦躁不安、气喘加剧、心率加快、短时间内肝急剧增大及血压变化等情况,警惕心力衰竭及呼吸骤停等并发症的发生。呼吸困难加重时,注意有无呼吸音及哮鸣音的减弱或消失、心率加快等。患儿活动前后,监测其呼吸和心率,活动时若有气促、心率加快可给予持续吸氧并给予休息。根据病情逐渐增加活动量。

(二)专科护理

1.吸氧

患儿哮喘时大多有缺氧现象,故应给予氧气吸入,以减少无氧代谢,预防酸中毒。氧气浓度以 40%为宜。

2.呼吸道护理

给予雾化吸入,应用支气管扩张剂后立即进行吸痰处理,吸痰过程中保持动作轻柔,技巧娴熟。若呼吸严重不畅,则应用无创正压通气治疗。

3.用药护理

(1)支气管扩张剂:使用时可嘱患儿充分摇匀药物,在按压喷药于咽喉部的同时,然后闭口屏气 10 秒后,用鼻缓缓呼气,最后清水漱口,将获得较好效果。

(2)用药无缓解应停用,常见不良反应主要有心动过速、血压升高、虚弱、恶心、变态反应及反常的支气管痉挛。

(3)急性发作者,若口服无效,可由静脉推注,以 5%~10%葡萄糖液稀释,在 30 分钟内缓慢注入。若已运用氨茶碱治疗(在 6 小时内),应将剂量减半,以后可给予维持量。1~9 岁患儿,可选择氨茶碱静脉滴注,有条件时应测氨茶碱血浓度,治疗哮喘的有效血浓度为 10~20 μg/mL。每 6~8 小时给药一次。有条件的单位应监测氨茶碱血浓度的峰值与谷值,寻找最佳投药方案。病情稳定后,可每隔 2~3 个月监测浓度一次。

(4)肾上腺皮质激素类:长期使用可产生较多不良反应,如二重感染、肥胖、高血压等。当患儿出现身体形象改变时要做好心理护理。

4.化验及检查护理

(1)血常规检查:需要晨起空腹抽血检查。

(2)肺功能检查:适用于 5 岁以上的儿童。检查时儿童可能会对检查害怕,在检查前与检查时要给予安抚和引导。

(3)检查后注意事项:抽完血后,用棉签或止血工具按压针孔部位 3 分钟以上,以压迫止血。不要按揉针孔部位,以免造成皮下血肿。抽血后出现晕血症状,如头晕、眼花、乏力等应立即平卧。放于空腹抽血之后。

5.并发症护理

(1)呼吸衰竭:重度哮喘时因气道严重痉挛,气流出入受阻,同时因为哮喘发病时患儿紧张、用力呼吸等导致体力消耗,耗氧量和二氧化碳产生量增加,吸入气体量减少可引起低氧血症,而呼出气体量降低则导致体内二氧化碳潴留,出现Ⅱ型呼吸衰竭。密切观察患儿的呼吸变化,呼吸>40次/分或心率突然减慢,原有的哮鸣音减弱或消失,血压降低等症状,应立即通知医师。

(2)气胸:哮喘急性发作时因肺泡内压力增高,对于有肺大泡或严重肺气肿的患儿,有时会导致肺泡破裂,气体进入胸膜腔而出现气胸。患儿出现烦躁不安、发绀、大汗淋漓、气喘加剧、心率加快、呼吸音减弱等情况,应立即报告医师并积极配合抢救。

6.心理护理

哮喘患儿年龄尚小,患儿家属多伴有紧张、焦虑心理,护理人员应充分与患儿家属沟通,缓解其悲伤、焦虑情绪,让其做好思想准备,沟通过程中应掌握好语言技巧和语速,切忌急躁处理。要帮助患儿保持愉快的心情,比如给年幼的患儿讲故事、玩玩具、听音乐、分散其注意力,对年龄较大的患儿要根据其心理活动讲道理,争取患儿的配合,以达到最佳治疗状态。若患儿身体状况许可,应鼓励其在户外活动,加强体育锻炼,增强抗病能力。特别对首次哮喘发作的患儿应耐心解释,通过护理干预以缓解患儿的紧张心理。精神紧张是诱发小儿哮喘的因素之一,所以心理护理是小儿支气管哮喘护理中不可忽视的内容之一。

八、健康教育

(一)饮食

给予富含维生素易消化的食物,应尽量避免食用诱发哮喘的食品,如鱼、虾、蛋、奶等含蛋白质丰富的食物。应少食多餐。保证营养均衡搭配,以利病情康复,家属要经常细心观察患儿的饮食,找到对哮喘致敏的食品。随着患儿年龄的增长,病情的好转,尤其是机体免疫功能逐渐增强,食物过敏的种类也就随之减少。因此,也要不断地解除某些限吃的食品。

(二)休息与活动

协助患儿的日常生活。指导患儿活动,避免情绪激动及紧张的活动。

(三)用药知识

告知家属雾化的意义及注意事项:复方异丙托溴铵(可比特)可使平滑肌松弛

并减轻支气管炎症。使支气管平滑肌扩张,并使气道内分泌物减少。松弛气道平滑肌,降低气道阻力,增强纤毛清除黏液能力,抑制气道神经,降低血管通透性,减轻了气道黏膜水肿,从而缓解喘憋,能迅速有效地解除气道痉挛。布地奈德对呼吸道局部抗炎作用具有抗过敏作用,并可收缩气道血管,减少黏膜水肿及黏液分泌可以达到平喘、改善通气、缓解喘息的症状。因此,先用复方异丙托溴铵雾化扩张支气管,再给予布地奈德治疗局部抗炎,达到改善通气消除炎症的效果。

喷剂应用后用清水漱口防止咽部真菌感染。糖皮质激素口服,应于饭后,减少对胃肠道刺激。用药勿自行减药或停药。

(四)疾病相关知识

哮喘发作分为三度。

(1)轻度 pH 正常或稍高,PaO_2 正常,$PaCO_2$ 稍低,提示哮喘处于早期,有轻度过度通气,支气管痉挛不严重,口服或气雾吸入平喘药可使之缓解。

(2)中度 pH 正常,PaO_2 偏低,$PaCO_2$ 仍正常,则提示患儿通气不足,支气管痉挛较明显,病情转重,必要时可加用静脉平喘药物。

(3)重度 pH 降低,PaO_2 明显降低,$PaCO_2$ 升高,提示严重通气不足,支气管痉挛和严重阻塞,多发生在哮喘持续状态,需积极治疗或给予监护抢救。

(五)出院指导

(1)患儿居住的环境要空气清新,室温恒定,杜绝一切变应原,如花草,猫狗等小动物;蚊香、真菌类等变应原及刺激性气味,如气温寒冷也易引起哮喘。

(2)加强锻炼,增强机体抗病能力,坚持户外锻炼,如跑步、跳绳等运动,增加肺活量,对预防哮喘的发作具有积极的作用。

(3)哮喘在发作前多有前驱症状,最常见眼鼻发痒、打喷嚏、流涕、流泪、咳嗽等,一旦出现上述症状时,应及时就诊及用药,避免诱发哮喘发作。

(4)指导呼吸运动:指导进行腹式呼吸、向前弯曲运动及胸部扩张运动。

(5)防护知识:①增强体质,预防呼吸道感染;②协助患儿及家属确认哮喘发作的因素,避免接触变应原,祛除各种诱发因素;③患儿及家属能辨认哮喘发作先兆、症状,并能简单及时自我护理(哮喘发作时家属要镇静,给患儿安全感,立即吸入支气管扩张剂——万托林气雾剂,室内通风,避免烟雾刺激,给患儿坐位或半卧位);④提供出院后使用药物资料;⑤指导患儿和家属使用长期预防及快速缓解的药物,并做到正确安全的用药;⑥及时就医,以控制哮喘严重发作。哮喘的随访计划:急性发作期(住院或留院观察);慢性持续期(1 个月随访一次,检查指导用药);缓解期(3个月随访一次,复查肺功能)。

第三节 小儿腹泻

小儿腹泻又称腹泻病,是由多病原、多因素引起的以大便次数增多伴性质改变为主要表现的一组疾病,也可伴有发热、呕吐、腹痛等症状。腹泻严重时患儿可出现不同程度的水、电解质、酸碱平衡紊乱,是儿科最常见疾病之一。6个月以内的婴儿,出生后不久即出现腹泻,仅表现大便次数增多,患儿食欲好,生长发育正常,当增加辅食后,大便次数可自行好转,这类腹泻称为生理性腹泻,多见于母乳喂养儿。小儿腹泻发病年龄以6个月至2岁婴幼儿多见,一年四季均可发病,但夏秋季发病率最高。

一、病因及发病机制

(一)易感因素

1.婴幼儿消化系统特点

婴幼儿消化系统发育不完善,胃酸和消化酶分泌不足且活性低,患儿消化道的负担较重,易引起消化功能紊乱。

2.婴幼儿防御能力较差

婴幼儿血清免疫球蛋白及胃肠道SIgA较低,易出现肠道感染引起腹泻。

3.人工喂养

母乳中含有SIgA、巨噬细胞及粒细胞等免疫因子,有抗肠道感染作用,人工喂养患儿不能从中获得,易出现肠道感染引起腹泻。

(二)感染因素

1.肠道内感染

(1)病毒感染:寒冷季节婴幼儿腹泻80%由病毒感染引起。其中轮状病毒是病毒性肠炎最主要病原,其次为星状和杯状病毒、柯萨奇病毒、诺沃克病毒、冠状病毒等。

(2)细菌感染:可以致泻的大肠埃希菌为主要病原菌,包括致病性大肠埃希菌、产毒性大肠埃希菌、侵袭性大肠埃希菌、出血性大肠埃希菌和黏附-集聚性大肠埃希菌。其他细菌有空肠弯曲菌、沙门菌、金黄色葡萄球菌等。

(3)真菌感染:婴儿以白假丝酵母多见,其他包括曲霉、毛霉等。婴幼儿长期应用广谱抗生素引起肠道菌群失调或激素引起免疫功能的降低,易发生肠道真菌感染导致腹泻。

(4)寄生虫感染:以阿米巴原虫、蓝氏贾第鞭毛虫、隐孢子虫多见。

2.肠道外感染

如中耳炎、上呼吸道感染、泌尿系统感染、皮肤感染或急性传染病等疾病的病原菌直接感染患儿肠道引起腹泻。

(三)非感染因素

1.饮食因素

由于喂养不当,包括喂养次数、食量、种类的改变太快,给予过多脂肪类、纤维素类食物或高果糖的果汁,均可引起腹泻。部分患儿对牛奶、豆类或某种食物过敏也可引起腹泻。

2.气候因素

由于天气突然变冷或天气过热,导致腹部受凉或消化酶分泌降低均可导致腹泻。

二、临床表现

(一)症状与体征

1.大便次数增多、性质及气味改变

根据腹泻轻重每天排便数次至数十次。呈黄色或黄绿色稀水便、蛋花汤样便,可混有黏液、泡沫或奶瓣,严重患儿可伴有少量血便。大便气味可出现腥臭味或酸味。

2.腹泻伴随症状

患儿腹泻时可伴恶心、呕吐、溢乳或食欲缺乏等。

3.全身中毒症状

肠道内感染所致腹泻,可出现全身中毒现象。表现为体温低热或高热、烦躁、精神差或嗜睡等。

4.电解质紊乱

(1)代谢性酸中毒:主要表现为呼吸深快、精神萎靡、嗜睡、面色苍白、口唇樱红。

(2)低钙血症:主要表现为手足搐搦、惊厥等。

(3)低钾血症：多随酸中毒的纠正，出现低钾血症。主要表现为全身乏力、反应迟钝、哭声低、吃奶无力、肌张力低下等表现。

(二)小儿腹泻分型

1.按病程分类

(1)急性腹泻：腹泻病程＜2周。

(2)迁延性腹泻：腹泻病程2周至2个月。

(3)慢性腹泻：腹泻病程＞2个月。

2.按病情分类

(1)轻型腹泻：多由饮食及肠道外感染引起。一般无全身症状，精神尚可，失水不明显，主要为胃肠道症状，偶有伴随症状，大便次数每天10次左右，量少，呈黄色或黄绿色稀糊状伴有奶瓣或泡沫。

(2)重型腹泻：多为肠道内感染引起。表现为严重的胃肠道症状，常伴呕吐，严重者可见咖啡渣样液体，大便次数每天多至数十次，量多，多呈水样便或蛋花汤样便伴有少量黏液或血便。除此之外还可出现明显脱水、电解质紊乱及全身中毒症状。

三、辅助检查

(一)血液检查

血常规及血生化检查。白细胞计数及中性粒细胞计数增多提示细菌感染；淋巴细胞计数增多提示病毒感染；嗜酸性粒细胞计数增多提示有寄生虫感染或接触变应原。血清钠的浓度提示脱水性质，根据血钾、血钙、血镁浓度提示患儿是否出现电解质紊乱。

(二)粪便检查

便常规、便潜血、便培养。肠炎患儿大便可见红细胞、白细胞；消化不良或脂肪泻可见脂肪滴；便潜血可了解患儿大便是否出现便血；便培养可检验出致病菌。

四、诊断

(一)症状和体征

患儿每天大便次数超过正常排便习惯，且出现大便性质改变，水分增多，粪质减少，可伴奶瓣、黏液、血便等。伴随症状可表现为呕吐、腹痛或不同程度发热。可出现不同程度脱水、电解质紊乱、酸中毒。

(二)实验室检查

轮状病毒肠炎患儿大便行电镜检测可发现轮状病毒颗粒。便常规镜检可见红细胞、白细胞等。细菌培养可见致病菌。

(三)过敏性腹泻

患儿摄入牛乳 48 小时内出现症状,若停止摄入,腹泻症状好转。

五、治疗

(一)调整饮食

除严重呕吐患儿外,均可继续进食。母乳喂养的患儿,继续母乳喂养,暂停辅食,人工喂养患儿可喂米汤或稀释的牛奶或其他代乳品,少食多餐,病毒性肠炎患儿可以改喂免乳糖配方奶。随病情的好转,逐渐从流食、半流食过渡到正常饮食。

(二)对症处理

纠正水、电解质紊乱及酸碱失衡。

(1)脱水:口服补液盐(ORS)用于腹泻预防轻、中度脱水。轻度脱水给予 $50\sim80$ mL/kg,中度脱水给予 $80\sim100$ mL/kg。静脉补液治疗,适用于重度脱水、呕吐及腹泻严重的患儿,需补充累积损失量、继续损失量及生理需要量。

(2)电解质紊乱:及时纠正低钾、低钙和低镁血症。

(3)代谢性酸中毒:纠正酸中毒,静脉补充碱性溶液,首选碳酸氢钠溶液。

(三)止泻治疗

应用微生态制剂补充肠道菌群,蒙脱石散保护消化道黏膜。

(四)控制感染

根据病原菌选择适宜抗生素进行治疗。

六、护理

(一)护理评估

(1)评估患儿意识及精神情况,为患儿进行生命体征、身高、体重的测量,了解患儿基本生长发育情况。

(2)询问家属患儿有无既往史、过敏史、手术史及家族史等。

(3)评估患儿营养情况,有无食欲缺乏,进食后有无呕吐,呕吐物的性质、量,询问患儿的大小便情况,尿量有无减少,腹泻的次数、颜色、性质、量,以及有无伴随症状如腹痛、呕吐等。

(4)评估患儿目前病情,精神有无烦躁或萎靡,是否全身乏力,面色有无苍白或发灰发暗,评估患儿皮肤的弹性及干燥程度,呼吸是否平稳,有无抽搐、惊厥等表现。

(5)评估患儿是否有饮食不洁史,询问喂养的时间、食量及成分情况;患儿腹部有无受凉;有无其他感染性疾病,如上呼吸道感染、肺炎、中耳炎等;有无滥用药物的现象,如广谱抗生素或肾上腺糖皮质激素等。

(6)了解患儿目前相关检查,关注患儿大便常规、大便潜血、大便培养结果,以及血常规、血生化的结果。

(7)心理-社会状况:了解家属对疾病采取的治疗、护理的配合程度,以及家属对此疾病的知识缺乏程度。评估患儿及家属的心理状态和家庭经济承受能力。

(二)护理措施

1.一般护理

(1)休息与活动:根据患儿腹泻病情程度,适当安排活动,急性期可卧床休息,家属需给患儿定时翻身,避免身体局部受压,出现压疮。

(2)饮食护理:①饮食调整原则上由少到多,由稀到稠,根据患儿食欲、腹泻等情况进行调整,尽早恢复正常饮食。②母乳喂养患儿,不可突然中断喂养,可采用少量多次喂养的方法,患儿母亲同时需要限制饮食,少食脂肪类、纤维素高的食物,多饮水,以稀释母乳。若为人工喂养,可喂养与奶等量的米汤或稀释后的牛奶或其他代乳品,保证奶类的质量。腹泻严重时,患儿需暂停辅食,当患儿腹泻次数减少时,按增加辅食的原则逐渐增加。③年长儿饮食上以流质食物为主,食物种类宜选用清淡、易消化、高蛋白、高热量食物,避免多食糖类及脂肪,忌油腻、刺激、生冷,需保证充分营养供给。待病情好转后,给予半流质食物如粥、面条等,逐渐过渡到正常饮食。④鼓励患儿多饮水,保证患儿每天出入量平衡。

(3)预防感染:做好消毒隔离,预防交叉感染。腹泻患儿自身抵抗力低下,易受外界病毒、细菌等病原微生物感染。所以护理或接触每位患儿前后需认真洗手,避免患儿之间交叉感染。轮状病毒主要经粪-口传播及接触传播,也可通过呼吸道传播,为了预防婴幼儿轮状病毒的感染,接触已感染患儿后,需严格执行床旁隔离,用物专人专用,病室环境及物品定时消毒;接触患儿呕吐物、排泄物需戴手套,把污物扔在医疗垃圾中;接触后按"七步洗手法"洗手。对于母乳喂养的患儿,母亲需注意乳房卫生,每次喂养前后用清水清洗乳房,保持内衣清洁干燥。人工喂养的患儿,家属需进行餐具、奶瓶的清洗及消毒,可采取煮沸消毒的方法。对于年长儿,家属需帮助患儿进食及大小便前后要用肥皂洗手,勤剪指甲。

2.病情观察

(1)观察及记录患儿生命体征,包括体温、呼吸、心率、血压。关注患儿体温是否出现低热或高热,及时发现感染征象,观察患儿呼吸、心率是否平稳,血压是否正常。

(2)严格记录患儿出入量,关注患儿进食情况,进食后有无呕吐,呕吐物的性质、量,记录患儿尿量及大便情况,包括大便次数、颜色、性质、量,是否伴有泡沫、奶瓣、黏液及脓血。

(3)观察患儿臀部皮肤情况,有无发红、破损。

(4)观察患儿有无脱水征象,观察患儿的精神状态、面色、皮肤弹性、皮肤黏膜干燥程度及尿量情况。

(5)观察患儿有无休克先兆,如患儿面色和皮肤发灰或发花、四肢发冷、出冷汗、精神极度萎靡、脉搏细数、尿少等。

(6)观察患儿是否出现低钾、低钙血症以及代谢性酸中毒的表现。

3.用药护理

(1)口服补液盐:对于轻度、中度脱水患儿,要遵循少量多次的原则,以免造成呕吐;服用 ORS 期间应让患儿照常饮水,防止出现高钠血症;高钠血症的患儿,禁止服用 ORS;若脱水纠正,应立即停服 ORS;心、肾功能不全及腹胀明显的患儿,忌服 ORS。

(2)静脉治疗:对于重度脱水患儿,应立即建立有效的静脉通路,保证液体输入,及时补充血容量。补液原则按照先盐后糖、先浓后淡、先快后慢、见尿补钾,补钾溶液浓度应小于 0.3%;根据脱水程度调整输液速度,注意患儿尿量变化;护理人员需定时观察患儿输液局部皮肤情况,防止静脉炎及渗液情况发生,保证患儿输液安全。

(3)微生态制剂:常用制剂有双歧三联活菌、金双歧等。药物应低温保存至 2~8 ℃;口服时用温水冲服,水温不宜超过 40 ℃;避免与抗菌药同服。

(4)消化道黏膜保护剂:它是一种天然的硅铝酸盐。口服时应注意空腹服用,温水冲服;治疗急性腹泻时,止泻同时需注意纠正脱水;注意观察药物不良反应,如便秘。

4.臀部皮肤护理

(1)尿裤选用质地柔软的吸水布料,勤更换,避免排泄物刺激臀部皮肤,导致破损。

(2)患儿每次大便后温水擦拭,动作轻柔,肛周尽量保持干燥。若已出现臀红,可涂抹5％鞣酸软膏或40％氧化锌油给予保护。

(3)臀部皮肤破损严重患儿,可适当暴露皮肤或遵医嘱给予红光治疗。

(4)慢性腹泻患儿常伴营养不良,皮下脂肪含量少,需给患儿定期翻身,对皮肤受压部位进行按摩,防止压疮发生。

5.心理护理

腹泻患儿大多身体虚弱、无力,且由于大便次数增多及性状改变,患儿家属常出现焦虑、担心、恐惧的心理。护理人员首先应尽快帮助患儿及家属适应医院环境,用温柔、可亲的语言与患儿及家属交流,及时给予疾病指导,告知家属护理方法和治疗要点,以消除家属的焦虑、恐惧心理。在进行每项护理操作前取得家属或年长患儿同意,做好解释工作,操作完成后给予适当鼓励和表扬,可以促进护患之间关系,取得家属对医护人员的信任,以提高患儿的治疗效果。

6.健康教育

(1)生活指导:对于腹泻患儿,需营造安静、舒适的环境,以使其休眠充足。指导家属进行出入量的记录以及脱水表现的观察。

(2)饮食指导:给予患儿易消化、高热量,富含丰富蛋白质的食物,以保证患儿营养需求,避免进食刺激患儿消化道的食物,如过冷、过热、油腻等食物。

(3)用药指导:指导患儿家属按时按量给予患儿服药,告知家属所用药物的不良反应,同时观察患儿大便改变情况,有无减轻或加重。

(4)疾病相关知识:小儿腹泻是由多病因、多因素引起的患儿大便次数增多及性质改变,多见于夏秋季节,所以提前预防就尤为重要。在易发病季节注意饮食及饮食卫生,避免肠道感染,以减少患儿发病率。注意天气变化,合理增减衣服。避免滥用广谱抗生素,导致患儿肠道菌群失调引起腹泻。

第四节 鹅 口 疮

鹅口疮又称急性假膜型假丝酵母性口炎,又名雪口病,是由白假丝酵母感染所引起口腔黏膜表面形成白色斑膜,为真菌感染。多见于新生儿、营养不良、腹泻、长期应用抗生素或激素的患儿。病程严重的患儿可引起下呼吸道、消化道真菌感染,最后发展为真菌性败血症。

一、病因及发病机制

(一)产道感染

婴儿出生时通过产道接触母体分泌物所引起的真菌感染。

(二)哺乳不洁

婴儿使用的奶具消毒不彻底,母亲乳房不洁或喂奶者手指污染,患儿经口进食后感染。

(三)滥用药物

患儿长期应用抗生素或激素,致患儿体内正常菌群失调,抵抗力下降,易造成真菌感染。

(四)其他因素

患儿因营养不良、腹泻等致机体免疫功能降低时,也可发生真菌感染。

二、临床表现

(一)症状及体征

1.口腔黏膜改变

患儿口腔黏膜表面出现乳白色、高于黏膜表面的乳凝块物,可呈点状或片状,除去斑膜,可见红色黏膜创面。最常见于颊黏膜,其次舌、齿龈、上颚,严重时蔓延到咽部及以下,表现为整个口腔均被白色斑膜覆盖。

2.疼痛

轻症患儿患处不痛,不影响进食。重症患儿出现烦躁、哭闹、拒食、食欲下降等表现。

3.低热

严重患儿可出现感染表现,可伴低热。

(二)并发症

1.假丝酵母菌性食管炎

白假丝酵母侵袭食管引起食管炎症,患儿可表现为吞咽困难、恶心等症状。

2.肺假丝酵母病

口腔内真菌侵袭呼吸道从气管入肺部,导致肺部感染,患儿可表现为咳嗽、咳痰等症状,严重患儿可出现咳血、呼吸困难。

3.败血症

白假丝酵母侵入血液系统,引起真菌败血症。患儿临床表现不典型,可出现高热、精神反应差等表现,新生儿可出现呼吸暂停等表现。

三、辅助检查

口腔黏膜涂片可见真菌菌丝及孢子,以确定致病菌种类,作为诊断依据。

四、诊断

(一)症状体征

患儿口腔黏膜可见白色乳凝块状物,点状或片状,略突起,不易拭去。

(二)实验室检查

口腔黏膜涂片可见白假丝酵母菌丝及孢子。

五、治疗

(一)保持口腔清洁

喂奶前后用 2% 碳酸氢钠溶液清洁口腔,避免奶液残留。

(二)局部用药

用制霉菌素片 1 片(每片 50×10^4 U)溶于 10 mL 生理盐水中,然后涂口腔,每天 2~3 次。

六、护理

(一)护理评估

(1)评估患儿意识及精神情况,为患儿进行生命体征、身高、体重的测量,了解患儿基本生长发育情况。

(2)询问家属,了解患儿的既往史、过敏史、用药史、手术史及家族史等。

(3)评估患儿营养情况,有无食欲缺乏、拒食、吞咽困难等表现,进食时有无哭闹,询问患儿的大小便情况,尿量有无减少,有无便秘或腹泻等。

(4)评估患儿口腔黏膜情况,口腔黏膜有无白色片状物,能否拭去,出现的部位及范围,有无流涎、口臭,有无破损。

(5)询问患儿或亲属有无饮食不洁史,出生时有无产道感染,有无滥用药物的情况。

(6)心理-社会状况:了解家属对疾病采取的治疗、护理的配合程度,以及家属对此疾病的知识缺乏程度。评估患儿及家属的心理状态和家庭经济承受能力。

(二)护理措施

1.一般护理

(1)休息与活动:患儿需保证每天睡眠充足,适当活动,增强患儿机体免疫力。

(2)饮食护理:给予患儿高热量、高蛋白、含丰富维生素的流食或半流食,避免食物过冷、过热或过硬,以免刺激患儿口腔黏膜引起疼痛或破损。每次喂奶后再给患儿喂服少量温开水,避免奶液在口腔中存留以促进真菌生长。

(3)预防感染:①患儿使用的餐具或奶具应给予彻底消毒,且一人一用,避免交叉感染;②指导家属正确喂养,加强个人卫生,接触患儿前后注意手卫生;③母乳喂养前后用温水将乳头清洗干净并擦干,保持内衣清洁干燥。

2.病情观察

(1)观察患儿生命体征变化,注意体温的变化,及时发现患儿感染征象。

(2)观察患儿精神状态变化,有无哭闹明显、拒食、吞咽困难以及食欲下降等表现。

(3)观察患儿口腔黏膜情况,注意口腔黏膜白斑有无扩大、破损等表现。

3.口腔护理

(1)保持口腔清洁,哺乳前后给予患儿用 2% 碳酸氢钠溶液涂口腔,用棉签轻轻擦拭,使口腔成为碱性环境,可以抑制白假丝酵母的生长与繁殖。

(2)用制霉菌素片 1 片(每片 50×10^4 U)溶于 10 mL 生理盐水中,然后涂口腔,擦于患处,每天 2～3 次。

(3)给予患儿口腔上药时,需避开进食时间,宜在喝奶后进行,涂抹在口腔内白色斑膜上,动作要轻、快、准,以免患儿因疼痛或恶心出现哭闹从而影响护理操作。

4.心理护理

鹅口疮患儿年龄一般较小,且由于口腔黏膜的改变以及患儿哭闹、拒食易引起家属焦虑、担心及恐惧,医护人员应及时给予帮助,告知此病的病因、护理方法及治疗要点,以减轻家属的不良情绪。护理人员常与家属进行沟通,告知家属目前患儿所存在的问题,积极指导家属正确喂养,以增进护患关系,取得家属的信任,从而提高依从性。

5.健康教育

(1)生活指导:保持患儿周围环境的清洁,注意个人卫生。保证患儿营养充足,增强患儿机体免疫力,避免出现营养不良情况发生。

(2)饮食指导:母乳喂养需注意乳头的清洁,喂奶者注意手卫生,哺乳者勤换内衣,防止奶渍留在内衣上,引发细菌繁殖。患儿奶具及用物需进行严格消毒。保证患儿营养充足,注意饮食卫生。

(3)用药指导:教会家属给予患儿口腔黏膜上药的方法和注意事项,应避开进食时间,以便使药物长时间发挥作用。同时避免长期滥用广谱抗生素及激素类药物。

参 考 文 献

[1] 魏丽丽.清单式护理管理实践[M].北京:科学出版社,2019.

[2] 徐友岚.护理管理与临床实践[M].北京:科学技术文献出版社,2019.

[3] 郑学风.实用临床护理操作与护理管理[M].北京:科学技术文献出版社,2020.

[4] 罗尧岳,王红红.护理研究[M].长沙:中南大学出版社,2020.

[5] 张文娟,牟宗双,李丽珍.现代临床护理研究[M].汕头:汕头大学出版社,2019.

[6] 时均燕.内科护理理论与实践[M].成都:四川科学技术出版社,2020.

[7] 刘杰,吕云玲.内科护理[M].北京:人民卫生出版社,2020.

[8] 杨玲.现代临床内科护理精粹[M].北京:科学技术文献出版社,2020.

[9] 于化美.临床内科护理理论与技术[M].北京:科学技术文献出版社,2020.

[10] 张风英.实用临床护理指南[M].长春:吉林科学技术出版社,2019.

[11] 王锡唯.内科护理查房[M].杭州:浙江大学出版社,2019.

[12] 刘萍.内科临床护理技能实践[M].汕头:汕头大学出版社,2019.

[13] 马晓霞.实用临床护理技术[M].长春:吉林科学技术出版社,2019.

[14] 张世叶.临床护理与护理管理[M].哈尔滨:黑龙江科学技术出版社,2020.

[15] 王绍利.临床护理新进展[M].长春:吉林科学技术出版社,2019.

[16] 王婷,王美灵,董红岩,等.实用临床护理技术与护理管理[M].北京:科学技术文献出版社,2020.

[17] 彭旭玲.现代临床护理要点[M].长春:吉林科学技术出版社,2019.

[18] 魏晓莉.医学护理技术与护理常规[M].长春:吉林科学技术出版社,2019.

[19] 张俊花.临床护理常规及专科护理技术[M].北京:科学技术文献出版

社,2020.

[20] 石会乔,魏静.外科疾病观察与护理技能[M].北京:中国医药科技出版社,2019.

[21] 曾广会.临床疾病护理与护理管理[M].北京:科学技术文献出版社,2020.

[22] 万霞.现代专科护理及护理实践[M].开封:河南大学出版社,2020.

[23] 狄树亭,董晓,李文利.外科护理[M].北京:中国协和医科大学出版社,2019.

[24] 李晓.现代外科常见病诊断与特色治疗[M].北京:科学技术文献出版社,2019.

[25] 徐宁.实用临床护理常规[M].长春:吉林科学技术出版社,2019.

[26] 任潇勤.临床实用护理技术与常见病护理[M].昆明:云南科学技术出版社,2020.

[27] 吴欣娟.临床护理常规[M].北京:中国医药科技出版社,2020.

[28] 胡卓弟.实用临床护理技术[M].长春:吉林科学技术出版社,2019.

[29] 王金保.普通外科手术技术与临床实践[M].天津:天津科学技术出版社,2020.

[30] 叶志香,吴文君,邵广宇.外科护理[M].武汉:华中科技大学出版社,2018.

[31] 安利杰.外科护理查房案例分析[M].北京:中国医药科技出版社,2019.

[32] 吴欣娟.临床护理常规[M].北京:中国医药科技出版社,2020.

[33] 潘洪燕,龚姝,刘清林,等.实用专科护理技能与应用[M].北京:科学技术文献出版社,2020.

[34] 刘扬,韩金艳,刘丽英.全科护理实践[M].长春:吉林科学技术出版社,2019.

[35] 陈娜,陆连生.内科疾病观察与护理技能[M].北京:中国医药科技出版社,2019.

[36] 石静静.浅谈护理工作中的人性化护理[J].医药卫生.2019,11(5):137.

[37] 刘金慧.优质护理在内科护理中的应用[J].中国医药指南,2020,18(27):219-220.

[38] 黄雪英.护理干预在纤维支气管镜检查中的应用临床疗效观察[J].名医,2020,11(1):195-195.

[39] 邓俊峰.浅谈PDCA循环管理在脑梗死护理及健康教育中的重要性[J].世界最新医学信息文摘,2020,20(51):247-248.

[40] 高磊.探究呼吸内科护理风险的特点和防范[J].中外女性健康研究,2020,28(7):124-125.